腰の痛み、
まだ続いてますか？

湿布を貼っても、マッサージしても、
超音波や赤外線をあてても、
内服薬を飲んでも、
ツボを押しても、
腰の痛み、まだ消えませんか？
そんなあなたに、

1分で腰の痛みが消える方法を教えましょう。

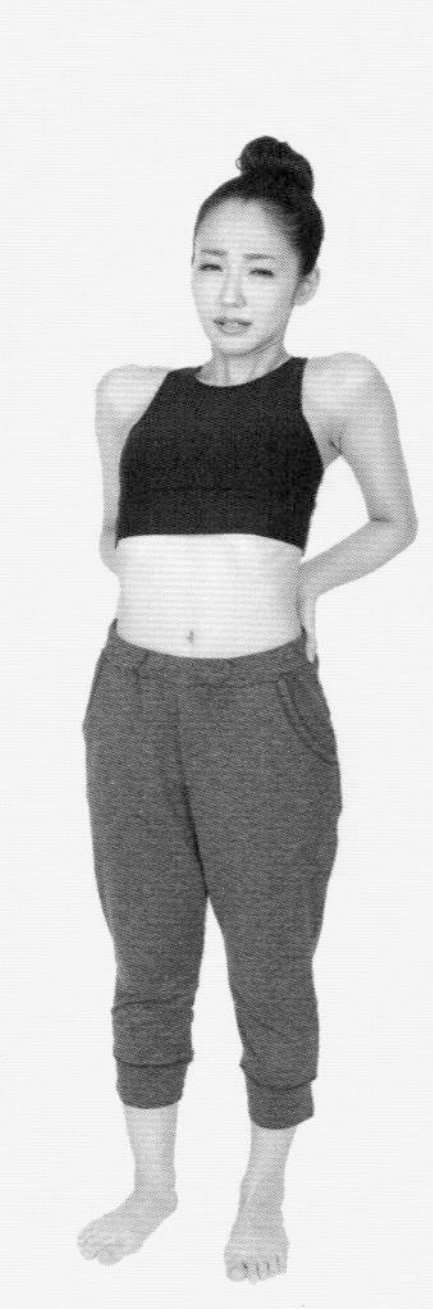

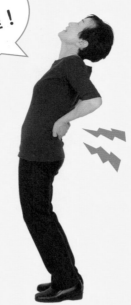

腰痛歴30年の矢本さんは、1分で消えました！

痛っ！
もう無理！

Before

1分後

After

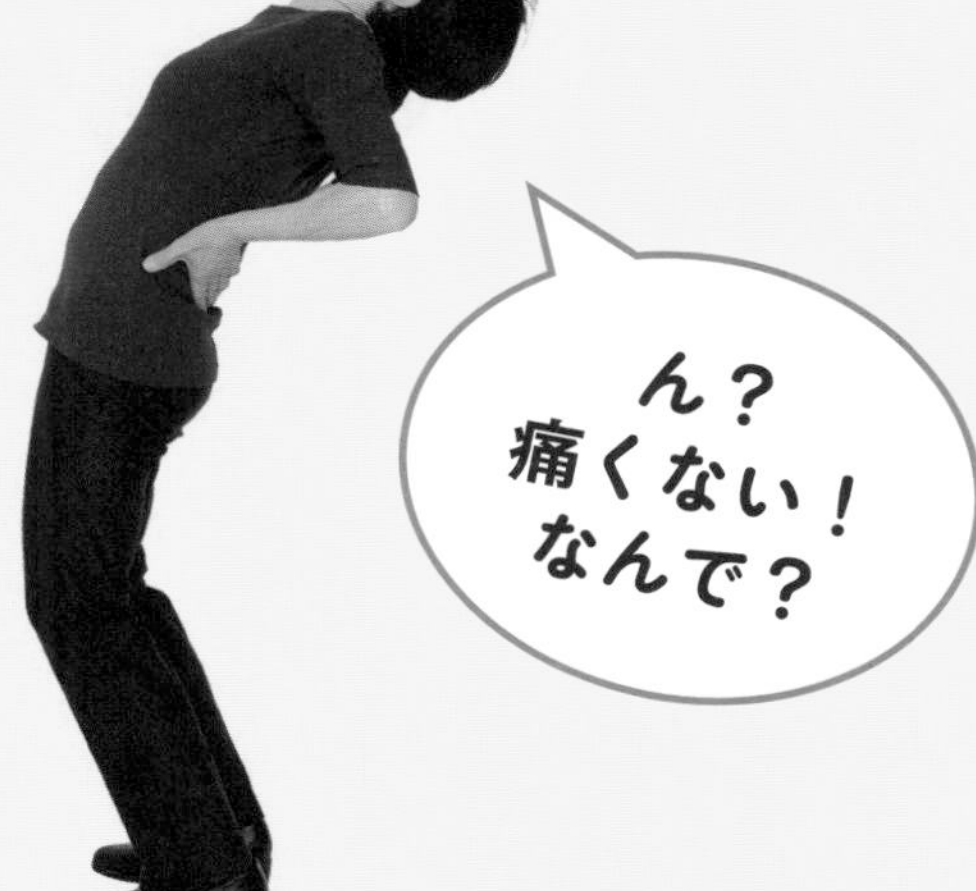

その方法とは……？

どこに痛みを感じますか？

腰の上のほうですか？
下のほうですか？
それともお尻のほうですか？

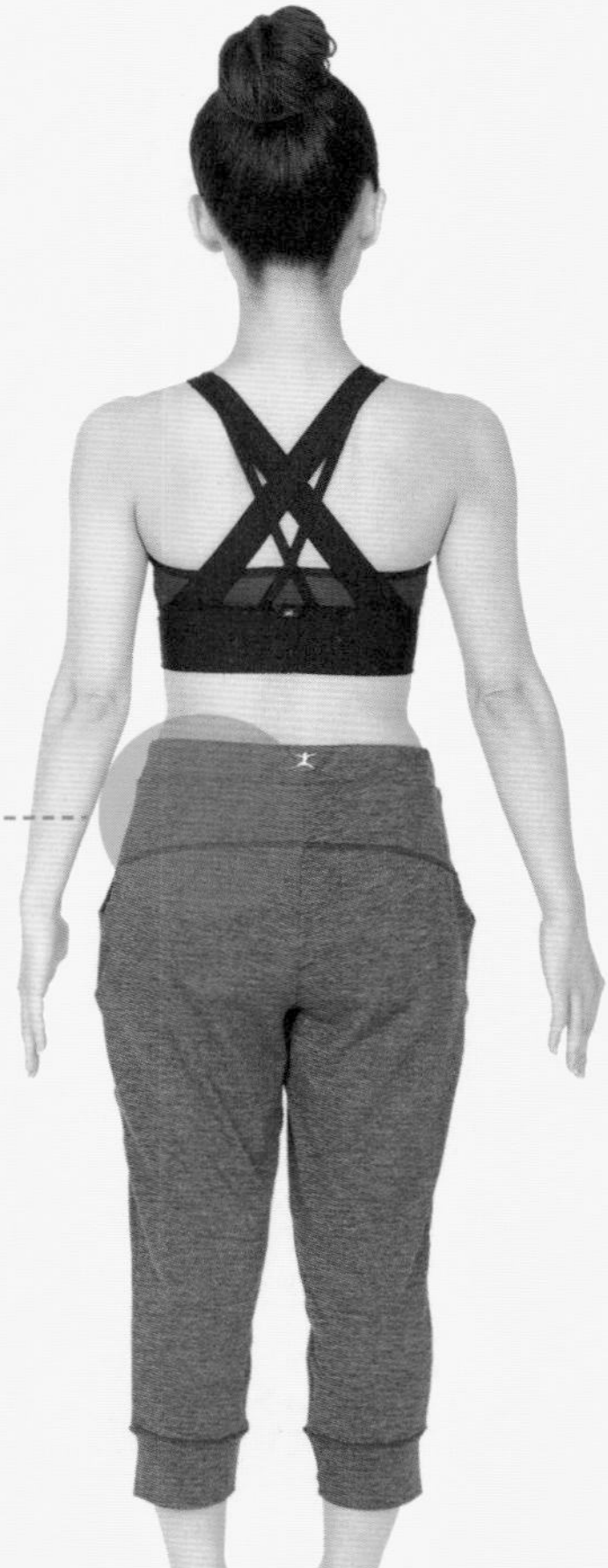

右だけですか？
左だけですか？
右も左も痛いですか？

左側が痛いんですね。

痛みを感じる部分の真反対を指で押してみてください。

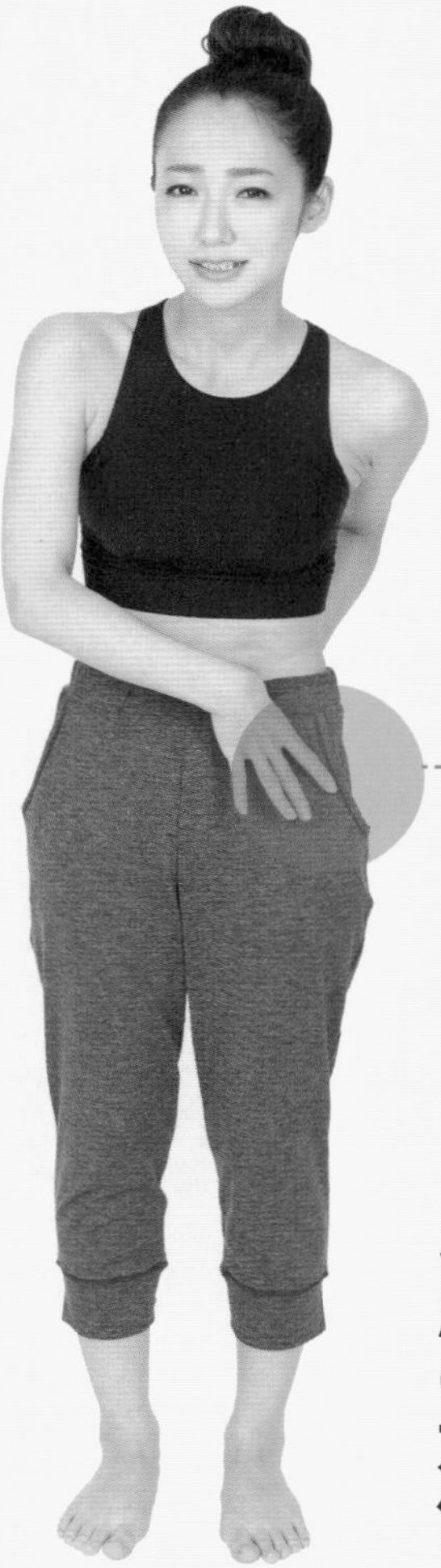

真反対ですから、お腹の左側になりますね。

硬くなってないですか？　痛くないですか？

原因はそれ！

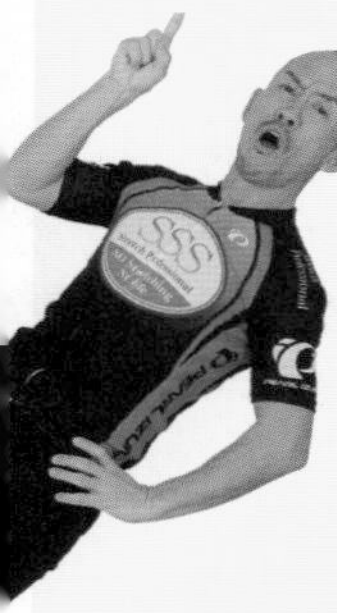

チェック方法の詳細は38ページ～

これから腰の痛みを消します！

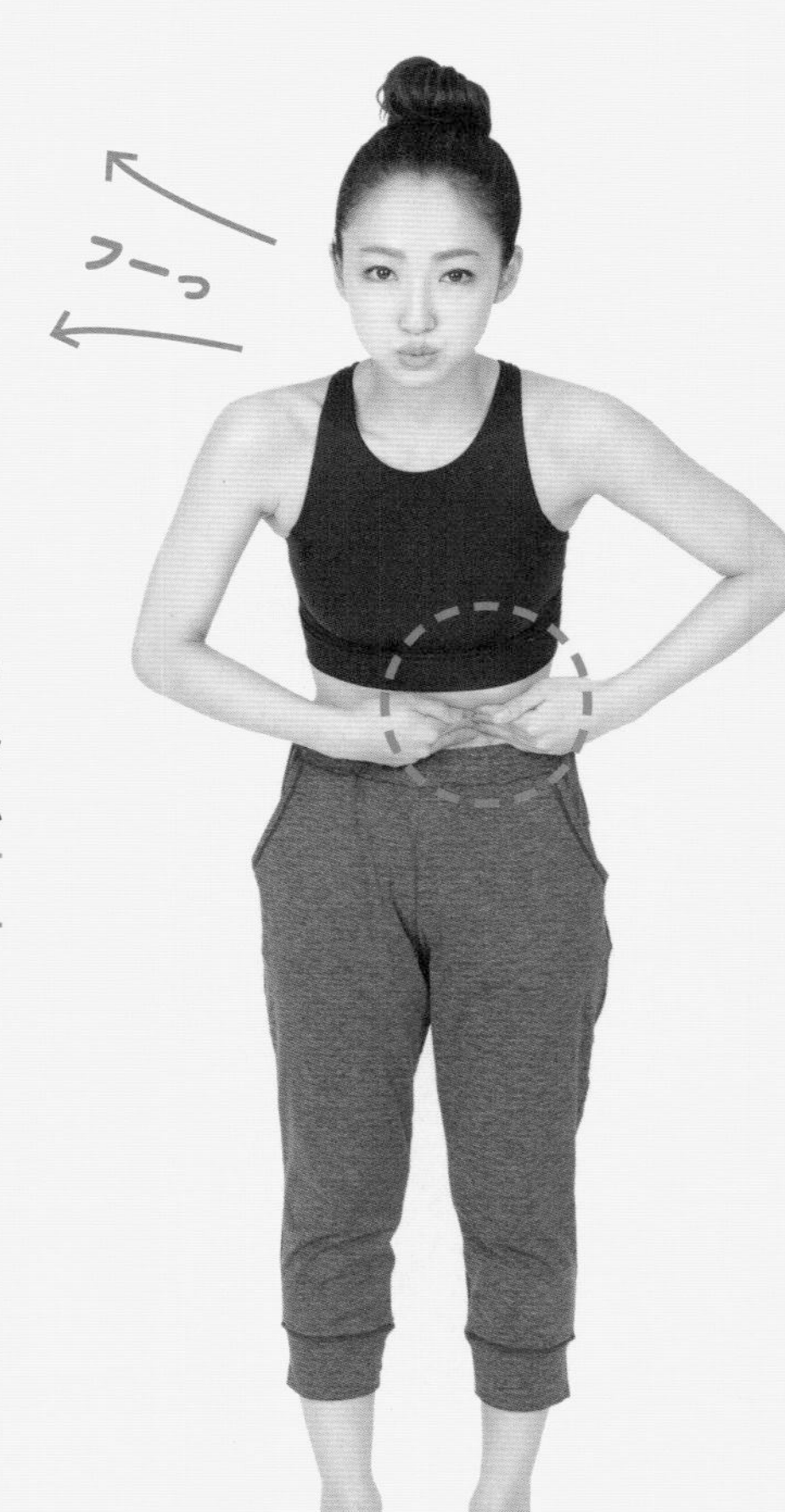

①

腰の痛みの真反対のお腹を両手の指で押しながら、5秒かけて口から息を吐きましょう。

②

お腹から手を離してください。

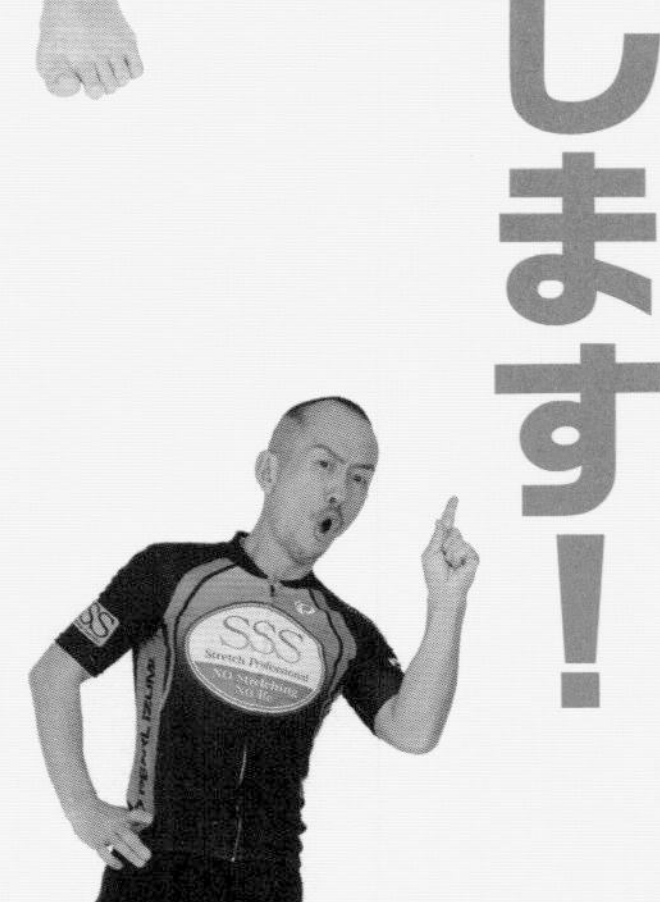

所要時間は、たったの1分。

①〜④を5回繰り返しましょう。

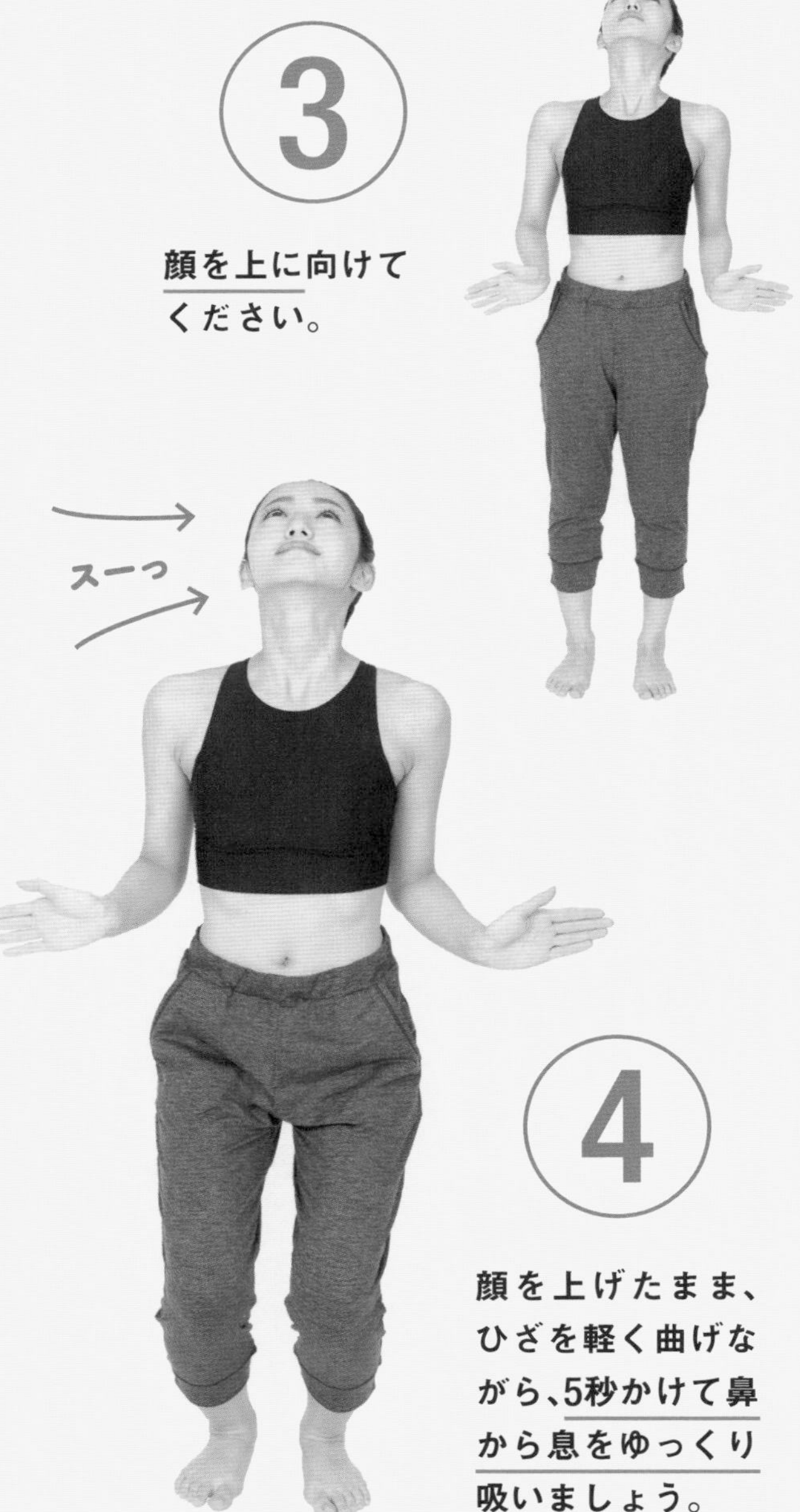

③ 顔を上に向けてください。

④ 顔を上げたまま、ひざを軽く曲げながら、5秒かけて鼻から息をゆっくり吸いましょう。

ストレッチ方法の詳細は46ページ〜

どうして、1分お腹を押したら痛みが消えるのか？

それは、**腰の痛みの原因がお腹にある**からです。

お腹だとすると、腰をもんでも、ゴリゴリしても、

どんなことをしても痛みはなくなりませんよね。

何をやっても腰の痛みが消えないときは、

お腹の筋肉が縮んだまま、ガチガチに硬くなっている可能性があります。

それを専門用語では、「ふくへきれんしゅく」といいます。

漢字にすると、「腹壁攣縮」。

そして、お腹が縮むことで背中側が神経ごと引っ張られ、圧迫される。
しかも、縮んだまま硬くなっているから、その状態が続く。
いつまでたっても痛みが消えるわけがありません。
だから、お腹の筋肉をゆるめて、神経を元の位置に戻してあげる。
それが、「お腹ストレッチ」。
1分間で、**腰の痛みはあっさり消えてなくなります。**
1日3回しばらく続けると、痛みを感じることもなくなります。

そういうことです。

みんな1分で消えました！

After　Before

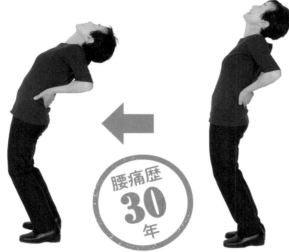

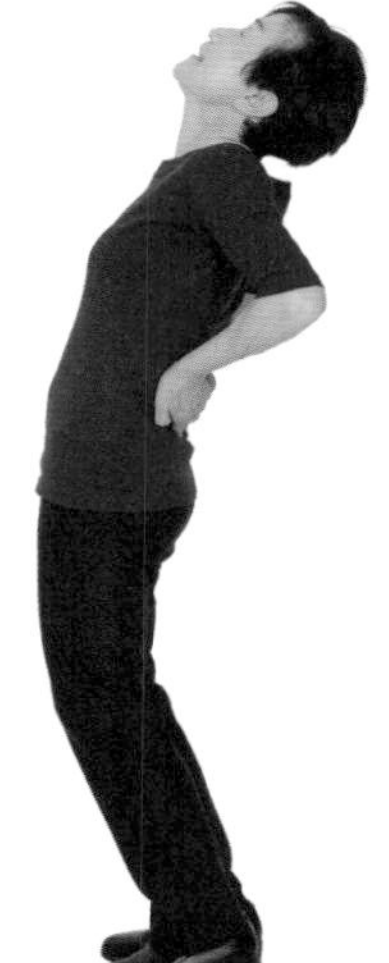

腰痛歴30年

あこがれていた富士山に登ってみたい！

矢本光子さん　70代女性

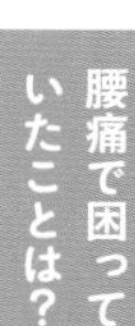

30年ほど前に痛めてからずっと腰の痛みは続いています。特につらいのは、季節の変わり目や梅雨の時期。無理しないようにしています。腰を悪くしてから全然反れなくなっていたんですが、反れましたね。この感じなら、念願の富士山に登れるかもしれません。目標は、5合目より少し高いところです。

腰痛で困っていたことは？

季節の変わり目や梅雨の時期はつらい

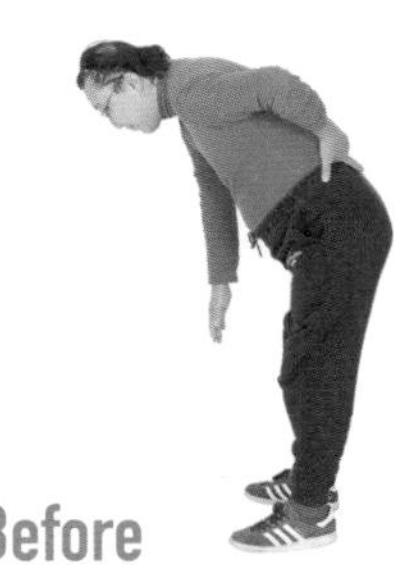

Before

After

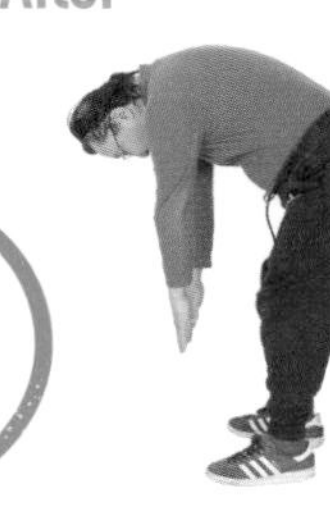

腰痛歴30年

筋トレをバリバリやりたい！

橋本達也さん　50代男性

腰が痛くて背中を丸めて歩くのがクセになってましたが、ストレッチしたら背中の張りがなくなってますね。筋トレをバリバリやれるようになったら、山登りを再開できるんですけどね。楽しみです。

腰痛で困っていたことは？

動けないから太りやすくなった

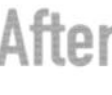

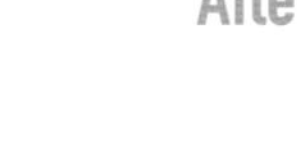

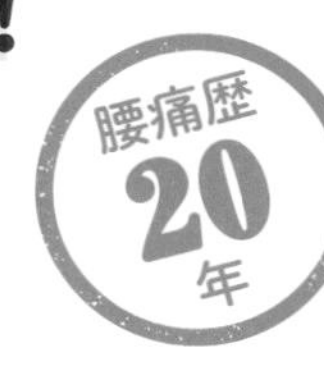

Before

After

腰痛歴20年

ダイエットを再開してやせたい！

坂本陽子さん　40代女性

ひどいときは顔も洗えないのに、痛みもなくこんなに反れるとは思いませんでした。何日か続けるとすぐに腰が痛くなっていたジョギングを再開して、今年こそダイエットを成功させたいですね。

腰痛で困っていたことは？

激痛のときは顔を洗う動作もできない

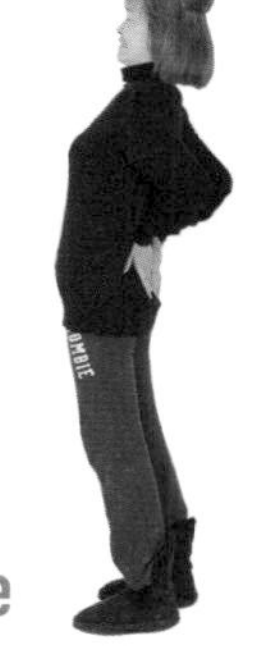

Before

After

大好きな映画と舞台を観に行きたい！

清水裕子さん　60代女性

腰が痛くて同じ姿勢を長時間保てないから、大好きな映画も舞台もしばらく行けていないんです。でもストレッチの後は、痛みを感じることなく反れたんですよ。舞台観劇に希望が見えてきました。

腰痛で困っていたことは？

同じ姿勢を保っていられない

Before

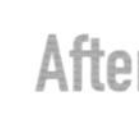

After

薬を飲まない普通の生活がしたい！

腰痛歴
20
年

松本佳子さん　40代女性

朝起きたときからはじまる痛みが消えて、びっくり。腰のまわりも温かくなりました。これなら、朝から痛み止めの薬、それから隔週でハリ治療とマッサージの腰痛生活から卒業できそうです。

腰痛で困っていたことは？

コルセットが手放せない

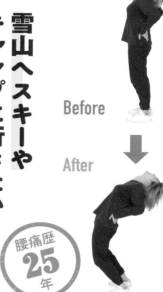

Before

After

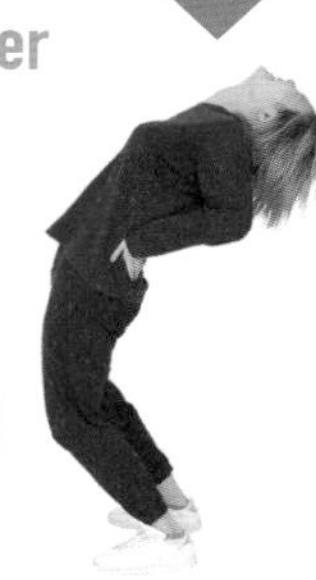

腰痛歴25年

雪山へスキーやキャンプに行きたい！

矢込奈緒さん　30代女性

ぎっくり腰ぎりぎりの状態でいつも不安。長時間歩けないし、寒いところも腰に負担がかかりそうで、これまでスキーやキャンプは避けてきました。でも、このストレッチはすごい。驚きました。

腰痛で困っていたことは？

お尻のしびれがとれない

Before

After

腰痛歴5年

「おやじファイト」に挑戦したい！

倉本智一さん　40代男性

こんなにシンプルなストレッチで痛みが消えるとは思いませんでしたね。びっくりしています。これで腰の状態が悪くならなければ、ボクシングの「おやじファイト」にチャレンジしようと思います。

腰痛で困っていたことは？

腰から背中にかけて1枚の板のようだった

はじめまして、ストレッチトレーナーの兼子ただしです。

この本を手に取ってくださったということは、
腰の痛みに悩まされている方だと思います。
整形外科に行き、整体院や整骨院に通い、
それでも痛みがなくならないと諦めかけていたときに見つけた一冊。
今度こそは、という思いがひしひしと伝わってきます。

そんなみなさんの思いに応えられるのではないか、
ということで紹介するのが、私が考案した「お腹ストレッチ」です。

自信をもっておすすめできるのは、
実は私も、さんざん腰の痛みに苦しめられたからです。

みなさんと同じように、
腰痛に効くといわれることは、あらゆることを試してみました。
しかし、腰の痛みがなくなることはありませんでした。

そして、トレーナーという職業柄、
自分の体を実験台に痛みの原因を考えていたときに発見したのが、
「腰の痛みの原因はお腹側にある」という事実です。

詳細は本編を見ていただくとして、
いろんなことを試しているけれど腰の痛みがなくならない
という方にはぜひ試していただきたいと思います。

紹介が遅れましたが、私、兼子ただしは、
２００２年にストレッチ専門店をオープンし、
ストレッチの効果を提唱し続けているストレッチトレーナーです。
オープン当時は、ストレッチは準備体操程度の認識で、
体の機能向上や姿勢の改善、慢性痛の根治に効果があるとは
誰も思っていませんでした。
しかし、昨今は、私たちと同じような専門店も数多く出店し、
メディアでもストレッチの健康効果が喧伝され、
健康目的はもちろん、スポーツのパフォーマンスアップやダイエットなどに
ストレッチを取り入れる人たちが増えてきています。

今年で20年目を迎える私たちが
もっとも得意とするテーマは、姿勢改善です。

本編でも触れることになりますが、
姿勢は、腰の痛みと深く関連しています。
その効果を科学的にも追究するために、
国士館大学との共同研究、さらに私自身が研究論文にまとめ、
早稲田大学大学院スポーツ科学修士号も取得しました。

腰の痛みに悩まされているみなさん、
「お腹ストレッチ」を実践してみてください。
1分後には、腰の痛みがあっさり消えているはずです。

兼子ただし

CONTENTS

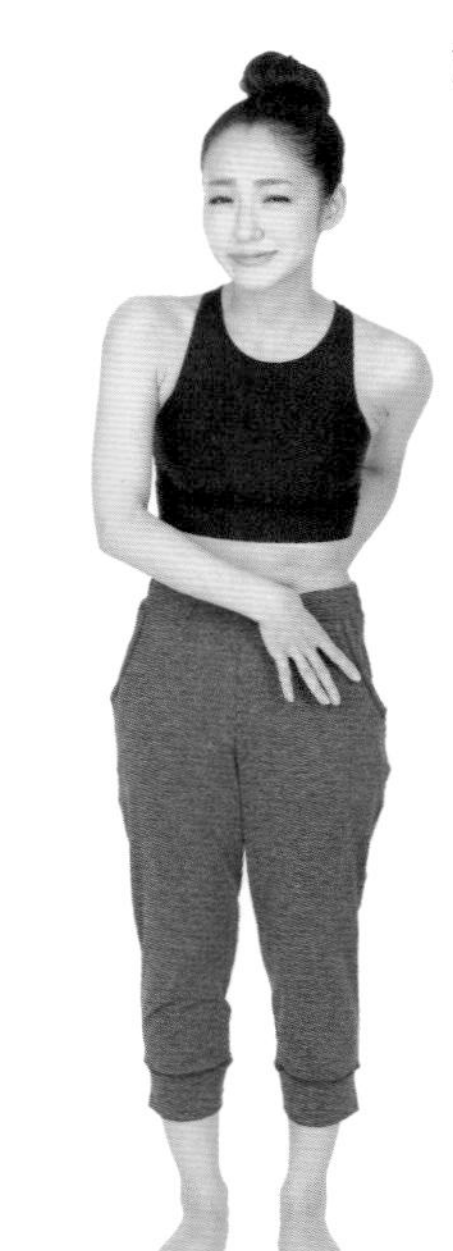

第2章

1分でOK！ 腰の痛みがあっさり消えるお腹ストレッチ

第3章

腰痛を再発させない姿勢は呼吸でつくる

第4章

腰を守るコアトレーニングで腰痛知らず！

第5章

腰の痛みが消えるとうれしい6つの効果

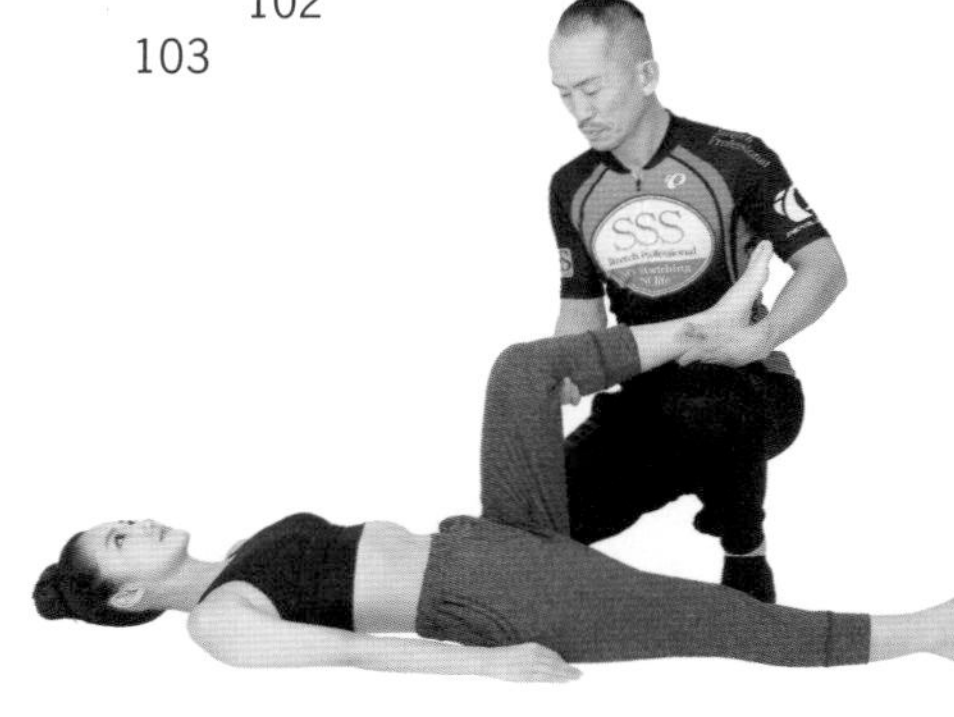

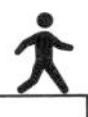

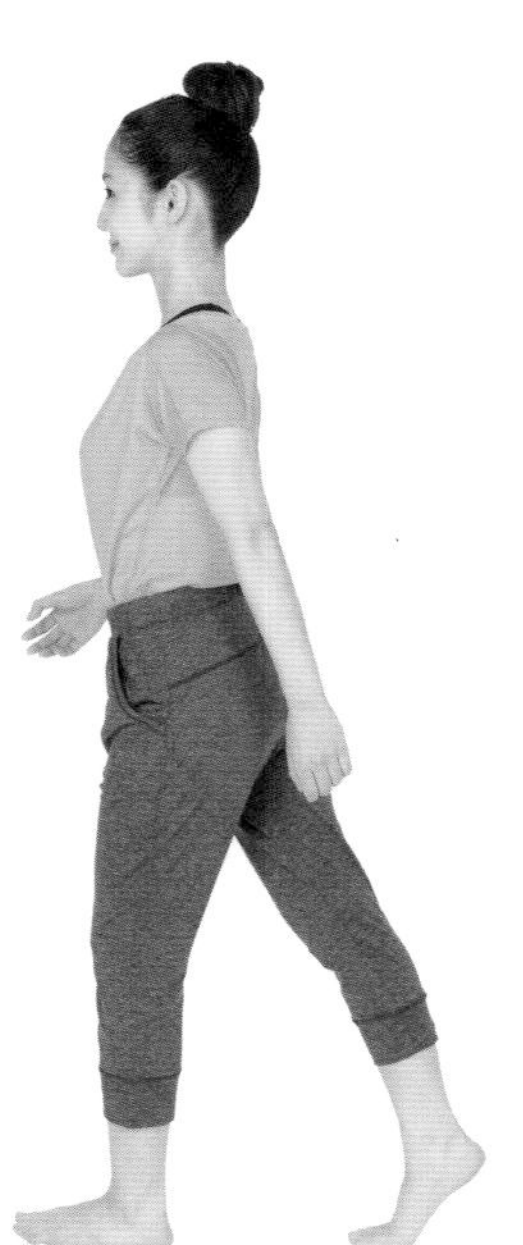

第1章

腰の痛みは お腹に 原因がある

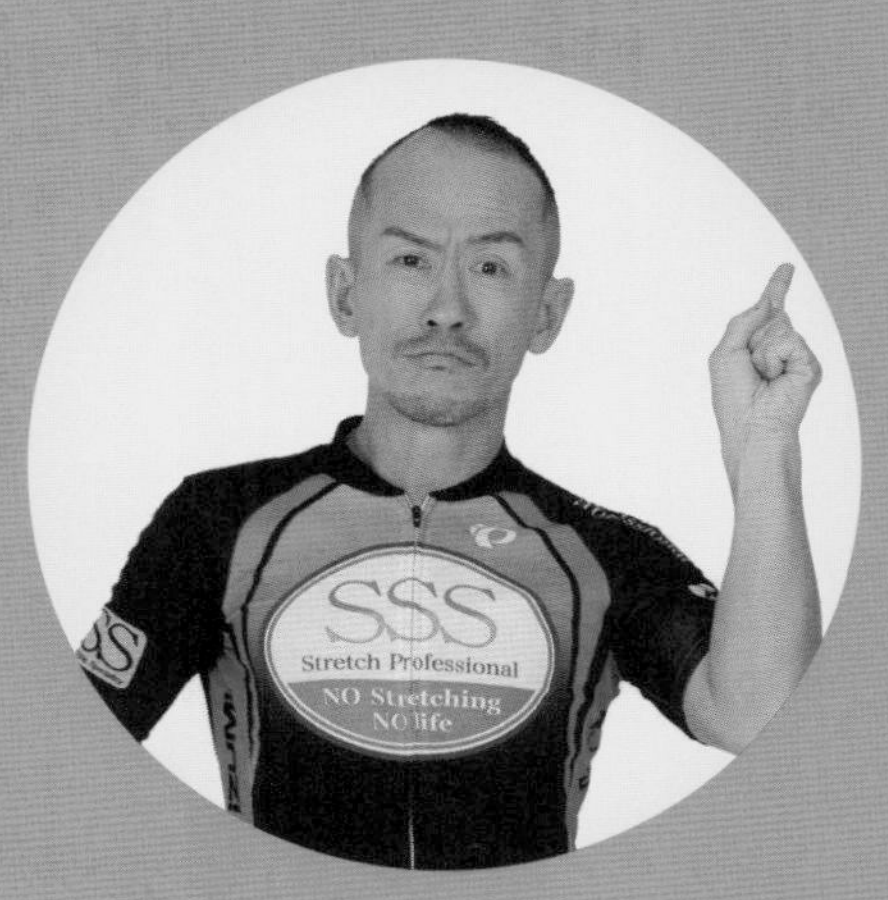

腰の痛みが続くのは、その原因の約8割がわからないから？

約2800万人。

この数字は、厚生労働省から公開されている「腰痛患者数」です。実に**日本人の4人に1人が腰の痛みに悩まされています**。この本を手にしているあなたも、そのひとりかもしれませんね。

日本人がかかえる健康問題でも、腰痛は男性で1位、女性で2位になります。国民の約80％が一生に一度は「腰の痛み」を経験するそうですから、腰痛はごくごく身近な悩みといっていいと思います。

どうして、ここまで腰の痛みに悩まされるのでしょうか？

それは痛みの原因がわからないことが多いからです。

腰痛のうち、原因が特定できるものを「特異的腰痛」といいます。医師の診察やレントゲン、ＭＲＩなどの画像検査で特定されるもので、椎間板ヘルニアや脊柱管狭窄症、圧迫骨折などになります。

こうした**原因がはっきりわかる腰痛は、なんと15％**にすぎません。

残りの**85％は、科学的に説明できない腰痛**です。これを「非特異的腰痛」といいます。いつまでたっても痛みが消えない腰痛は、この非特異的腰痛に該当します。もしかしたら、あなたの腰の痛みもそうかもしれません。

原因がわからなければ、医師にはどうすることもできないのです。

だからといって、諦めることはありません。これから紹介する「お腹ストレッチ」を実践すると、あなたの腰の痛みはあっさり消えるかもしれません。

原因がわかる腰痛というのは、あくまでもレントゲンやＭＲＩなどの画像から骨に異常が見つかったというだけ。骨に異常はなくても腰は痛くなります。**骨とは別の部分にある問題を解決してあげると、腰の痛みは消える**のです。

■ 85%の腰痛が原因不明

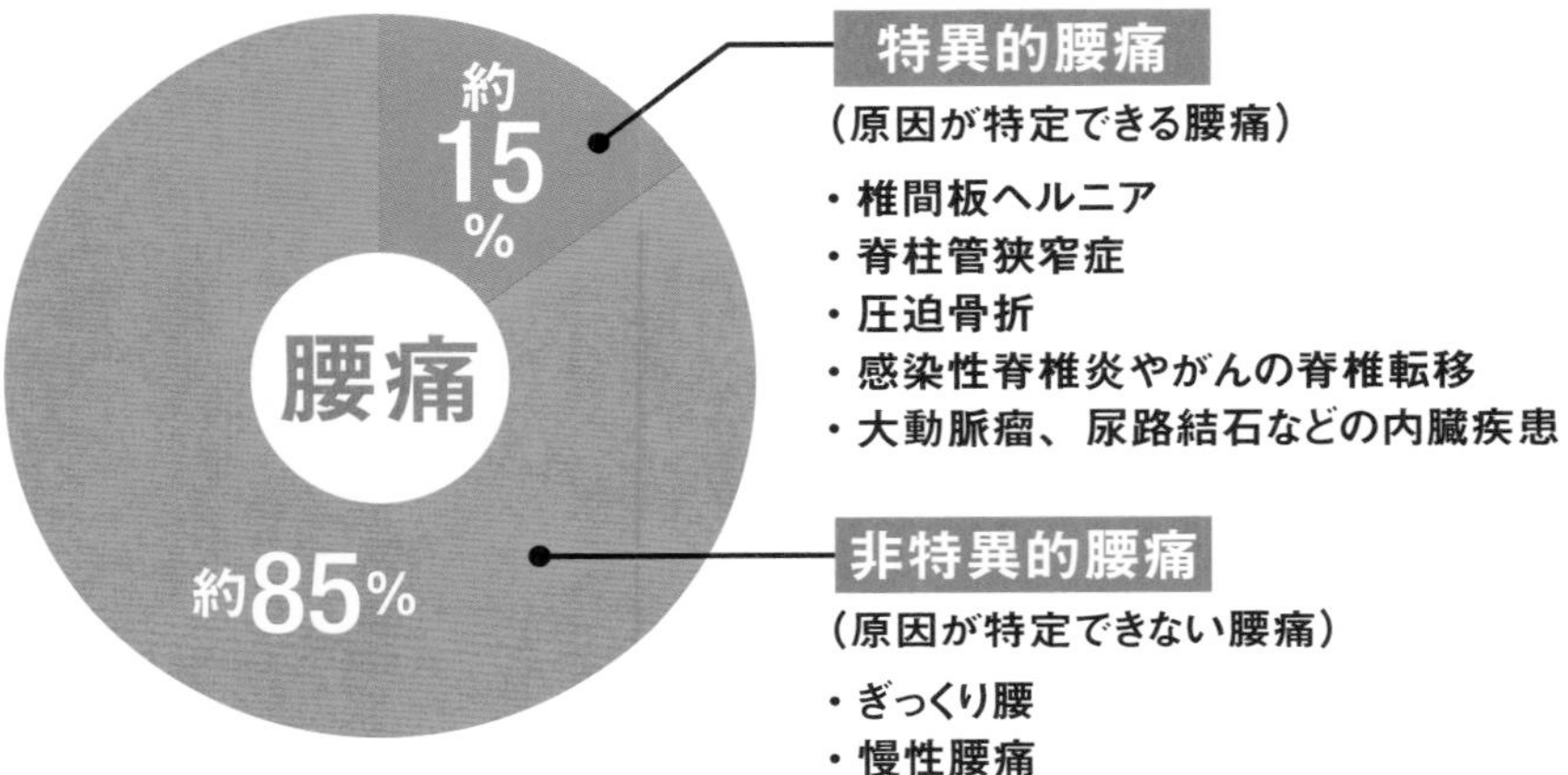

■ 腰痛の悩みは男性で1位、女性で2位

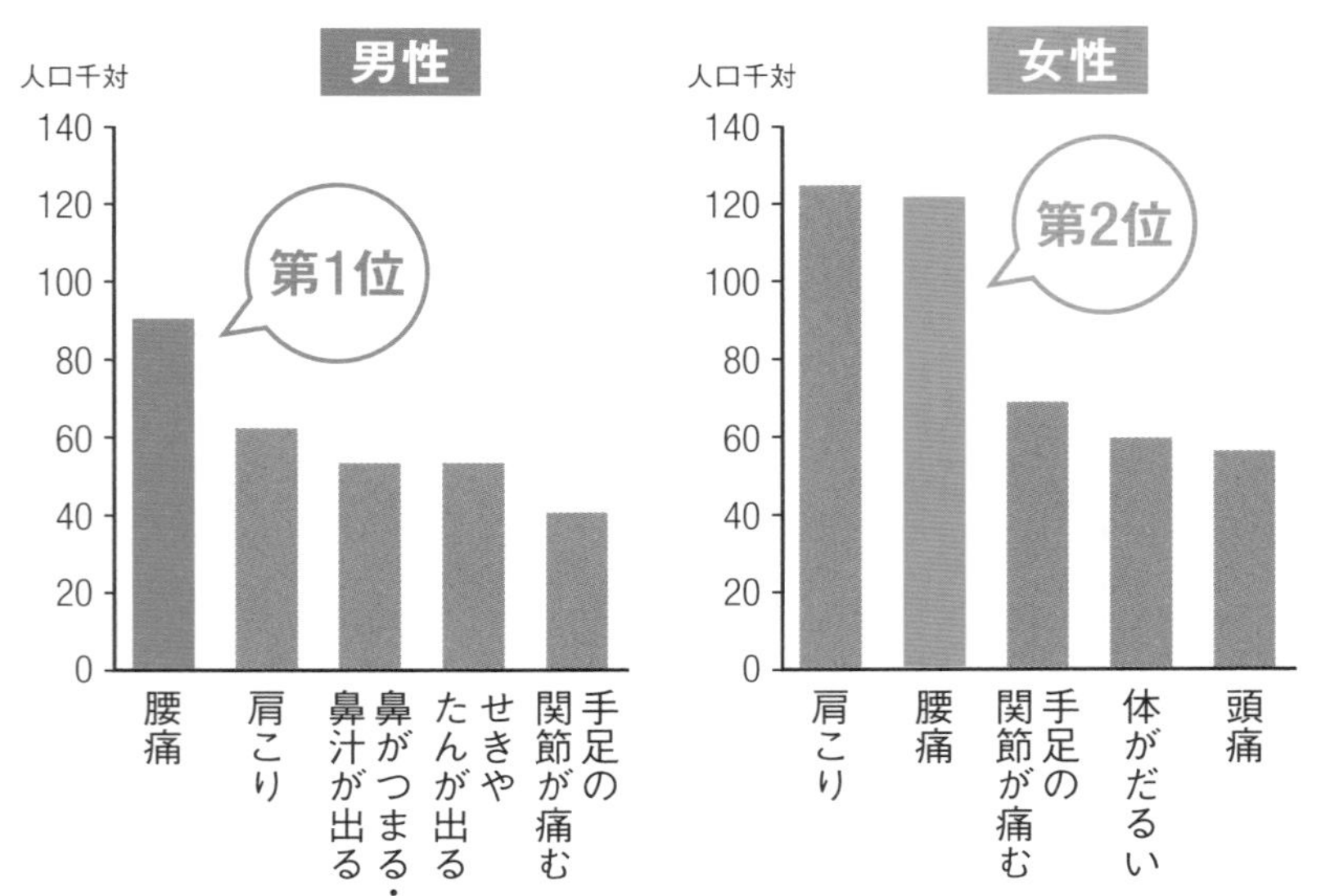

※出典：平成 25 年国民生活基礎調査「厚生労働省」より改変

いつまでも腰の痛みがなくならない根本的な原因を解消していないから

原因がよくわからないといわれる腰の痛みに悩まされてきたあなたは、痛みをやわらげるために、これまでどんな対策をしてきましたか？

痛いけど我慢できるレベルのときは、薬局で売っている**湿布を貼ったり、塗り薬を塗ったり、内服薬を飲んだり**して痛みがおさまるのを待っていたのではないでしょうか。それでも腰の痛みが消えないときは、整形外科や整骨院、整体院など、腰痛の専門家に相談に行かれていたと思います。

整形外科での画像検査で腰痛の原因を特定できた人以外は、おそらく、**マッサージや低周波の機器などを使って骨格や関節のずれを矯正したり、筋肉をほぐしたり**して痛みを取り除いてもらっていたことでしょう。

結果はどうでしたか？　痛みは消えましたか？

たしかに、整形外科、整体院や整骨院などで腰の治療をしてもらうと、そのときは痛みが消えてらくになります。しかし、しばらく経つと同じように痛みが出てきて、またお世話になってしまいます。

そんなことを繰り返して、「腰の痛みとは一生付き合っていかないといけないんだな」と、諦めてしまっている人も多いと思います。そんな人にこそ、試してほしいのが、お腹ストレッチです。


いったんはらくになるけれど、しばらくすると痛くなるのは、痛みの原因を根本的に解消できていないからです。

慢性的な腰の痛みは、何らかの原因によって神経が障害をされていると考えられます。腰に痛みを感じるのですから、背骨や背骨から腰まわりの筋肉、要するに背中側をターゲットにして治療するのは効果的な方法でしょう。だから、治療してもらうと痛みがやわらいだり、らくになったりするのです。

しかし、もっと効果的なターゲットがあったのです。

慢性腰痛に悩んでいる人の１００人中98人が、お腹が硬くなっていた

あなたの腰の痛みの原因は、もしかするとお腹にあるかもしれません。

そうです、腰ではなく、真反対にあるお腹側です。

お腹？と聞いて耳を疑って方がいるかもしれません。何をやっても腰の痛みが消えなかった私も、このことに気づいたときは自分だけに起きている現象ではないかと思いました。

ところが、そうではなかったのです。

それを立証するために私が行った実験は次のとおりです。

実験は、外傷を除いた腰痛自覚症状を持つ14～80歳までの男女１００名（男性31名、女性69名）を対象に行いました。

まず、背中側の痛みのある部分を、２センチ四方のエリアで特定しました。背中側の分類マップは、右腰で１４４エリア、左腰も同じく１４４エリアになります。

次に、お腹側の硬くなっている場所を、ストレッチトレーナーが触診によって確認し、背中側と同じ分類マップに記録していきました。

すると、なんと**１００人中98人の分類マップの位置が、背中側とお腹側で完全に一致**したのです。

残り２人も、わずかな誤差。２人ともに、１つ上のエリアでした。１エリアが２センチ四方ですから、ほとんど１００％の確率といってもいいくらいです。

つまり、私の体で起きていた現象が、腰の痛みに悩んでいるほかの人にも起こっていたのです。

腰の痛みを感じる部分

←

真反対のお腹の部分が硬くなっている

■真反対のお腹が硬くなっていた人 98%

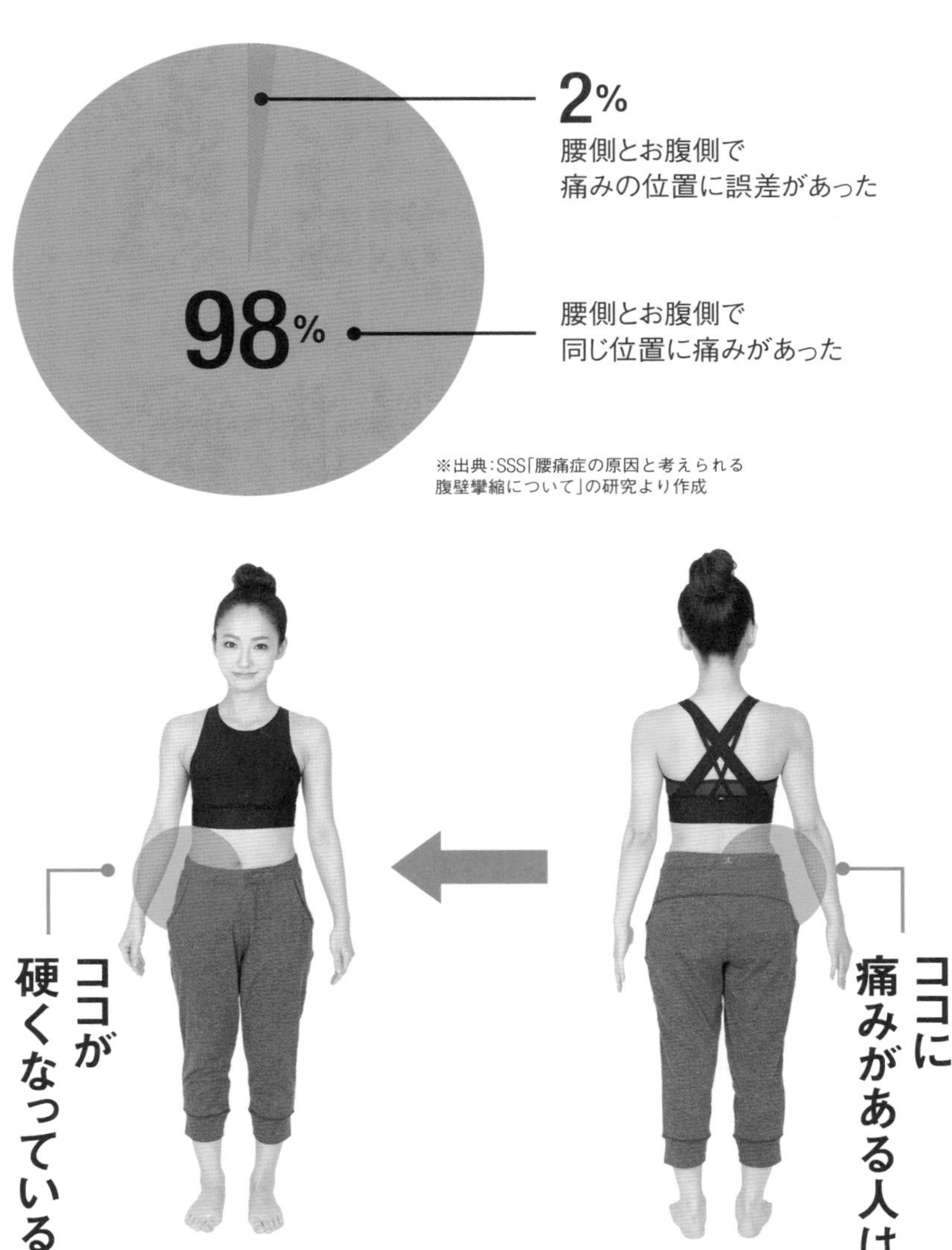

※出典:SSS「腰痛症の原因と考えられる
腹壁攣縮について」の研究より作成

本書で紹介する、「お腹ストレッチ」のヒントがここにあります。

この結果を受けて、さっそく硬くなっているお腹部分をストレッチトレーナーがほぐしてみると、驚くことに腰の痛みが軽減したのです。

100人中10人は、ストレッチ後に痛みが完全になくなってしまいました。もっといえば、**約8割の人の痛みが、ストレッチだけで半減**してしまったのです。

これで、何をやってもなかなか消えない腰の痛みは、お腹に原因があることがはっきりしました。

お腹をほぐすと腰の痛みが消えた！

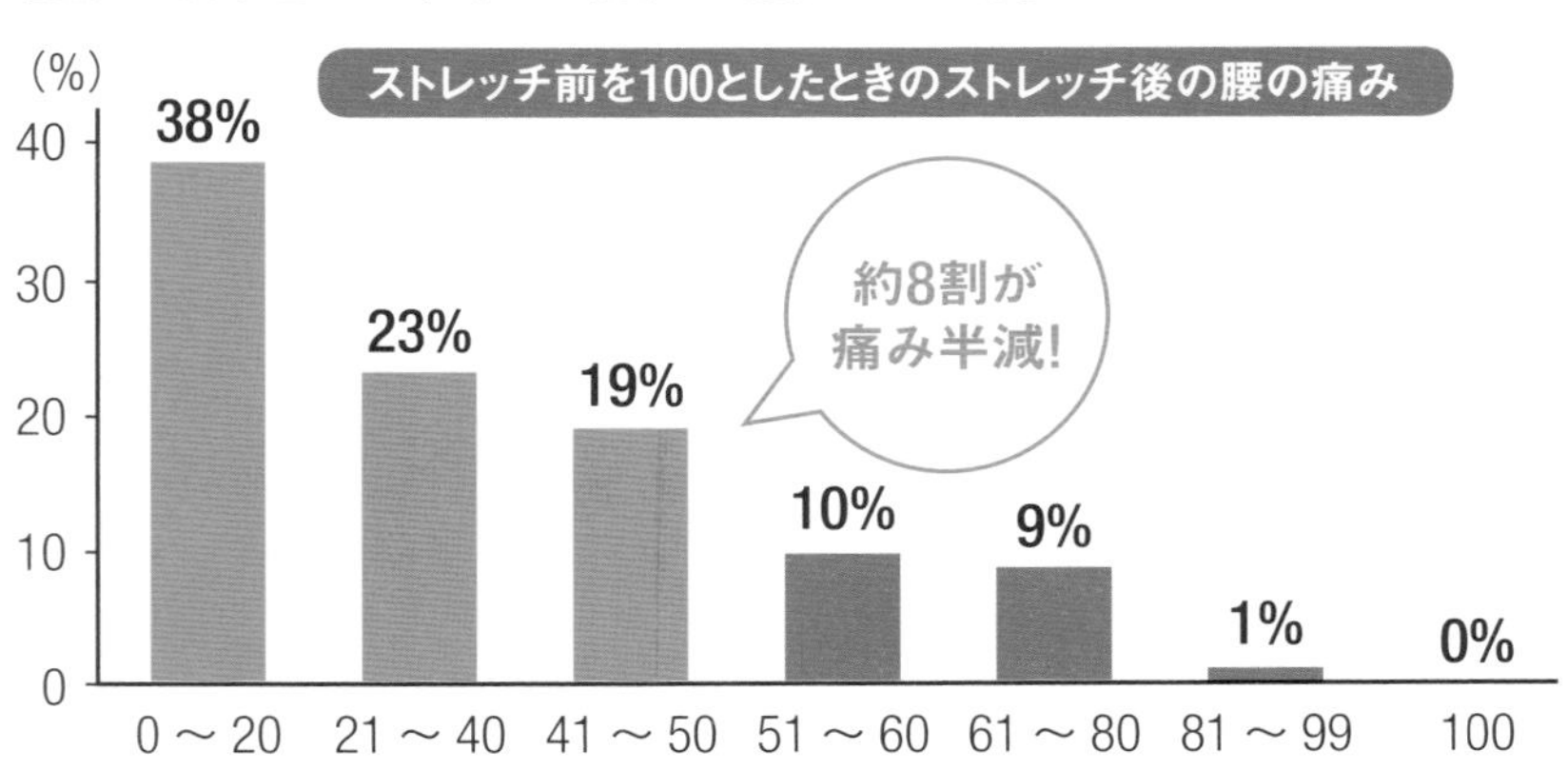

※出典：SSS「腰痛症の原因と考えられる腹壁攣縮について」の研究より作成

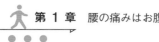

腰の痛みは筋肉痛でもなく、関節痛でもなく、お腹が原因の神経痛

あなたの腰の痛みが消えないのは、お腹の筋肉が硬くなっているからかもしれません。お腹に何が起きているのかというと、「**ふくへきれんしゅく**」、漢字にすると「**腹壁攣縮**」です。

腹壁とは、内臓を守るためにあるお腹の壁。皮膚や皮下脂肪、筋肉、腹膜でつくられています。腹壁攣縮は、この壁が縮こまって硬くなっている状態になります。硬くなっているところを指で押してみると、痛みを感じることもあります。

お腹が硬くなったままになると、お腹まわりにある神経は本来あるべき場所からずれたままになります。**お腹まわりの神経とつながっている腰側の神経も併せてずれたまま**になります。

ずれたままになるのは、神経は、筋肉のように伸び縮みしないからです。上から下に引っ張られると下に、下から上に引っ張られると上に、後ろから前に引っ張られると前に移動したままになります。

移動した場所で刺激を受けなければ痛みを感じることはありませんが、**移動したことによって刺激を受けるようになると痛みを感じる**ようになります。そして、その場所から移動できなくなると、同じ動作をする度に同じ痛みを感じるようになります。

これが、腹壁攣縮が原因で起きる腰の痛みです。

腰をマッサージしたり、腰の筋肉をほぐしたり、背骨を矯正したりすることで、いったん痛みが消えていたのは、神経への刺激をやわらげることができていたからです。

そして、しばらくしてほぐした筋肉が硬くなってきたり、矯正した背骨が少しずれてきたりすると、また痛みが出てきていたのです。

腹壁攣縮が腰の痛みの原因である場合、**神経がずれたままでは、いつまで経っても痛みが消えることはない**のです。

神経を正しい位置に戻せば腰の痛みはあっさりなくなる

神経がずれてしまっているなら、元の場所に戻す。

それが「お腹ストレッチ」の考え方です。

お腹ストレッチとは、本来あるべき場所に神経を移動させるストレッチなのです。

理学療法の専門用語でいうと、「神経系モビライゼーション」といいます。

お腹ストレッチのやり方は第２章で紹介しますが、簡単にいってしまうと、**硬くなっているお腹をほぐしてから、神経を移動させる**という順番になります。

なんだか難しそうなイメージをもたれるかもしれませんが、誰にでもできる簡単なストレッチなので安心してください。もちろん、年配の方も、女性の方も、足腰に自信のない方でも取り組める動作になります。

神経を正しい位置に戻してあげると、再度ずれない限り、腰に痛みが出てくることはありません。つまり、再発することはないということです。

ただし、神経を正しい位置に完全に戻し切るには、少しだけ時間がかかると思っておいてください。もちろん、お腹ストレッチをした後は腰の痛みはなくなりますが、一定期間継続しないと、また痛みが出てくる可能性があります。

というのは、腰の痛みの原因となっている腹壁攣縮は、何年も、人によっては何十年も続いているものだからです。要するに、体に染みついてしまっているクセのようなもの。クセを直すのはなかなかたいへんです。

だから、お腹ストレッチで少しずつ元の位置に戻していくのです。

お腹の筋肉をほぐして、神経を移動させる。この作業を繰り返していると、しばらくすると神経はあるべき場所に戻るようになります。そして、第3章、4章で紹介する、神経がずれない習慣を身につけることで、あなたを長年悩ませていた腰の痛みとはさよならすることができます。

第2章

1分でOK！腰の痛みがあっさり消えるお腹ストレッチ

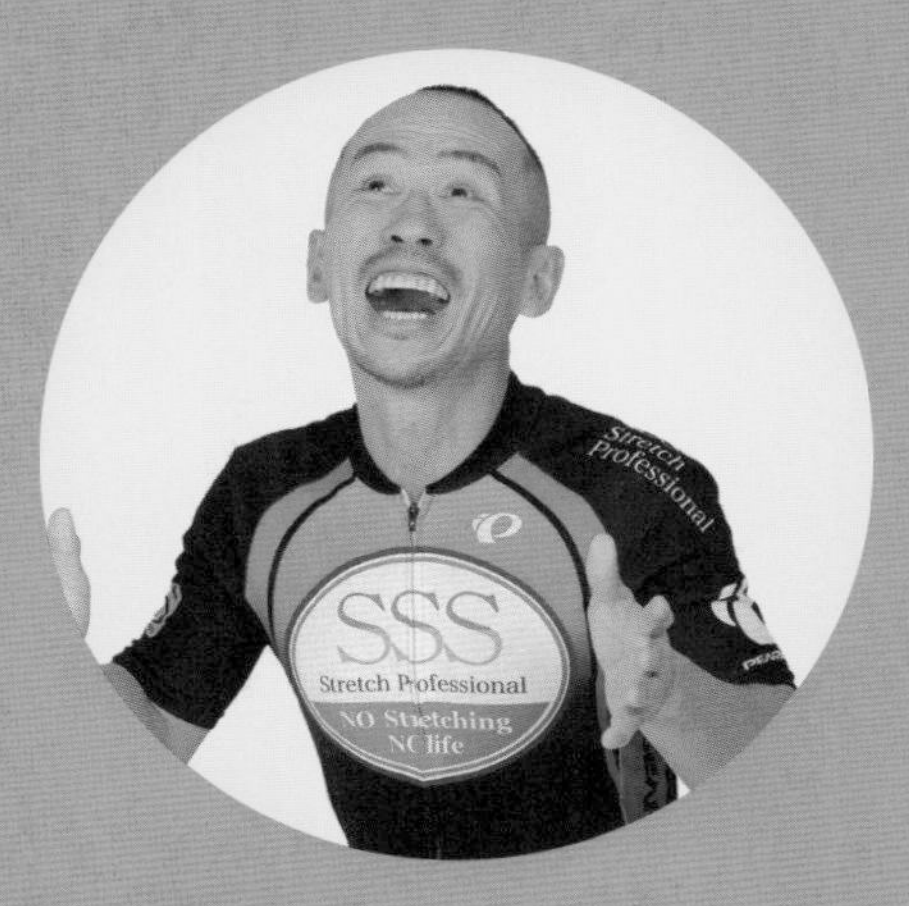

誰にでもできる いますぐ始められるお腹ストレッチ

それでは、お腹ストレッチを始めましょう。

ストレッチの目的は、**お腹が硬くなりずれてしまった神経を元の位置に戻してあげる**ことです。

まず、ストレッチする場所を確認することからです。

ストレッチするのは、腰の痛みが出ている場所の真反対にあるお腹部分。ほぐす場所がずれると効果が薄れるので、ストレッチ前に場所をしっかり確認してから始めるようにしましょう。

ほぐす場所を確認できたら、さっそくお腹ストレッチ。同じ動作を5回繰り返す、約1分のストレッチになります。簡単な動きなので、解説ページを読み終えたら、すぐに試してみるのもいいでしょう。

お腹ストレッチのやり方

手順1

ストレッチする場所を探す

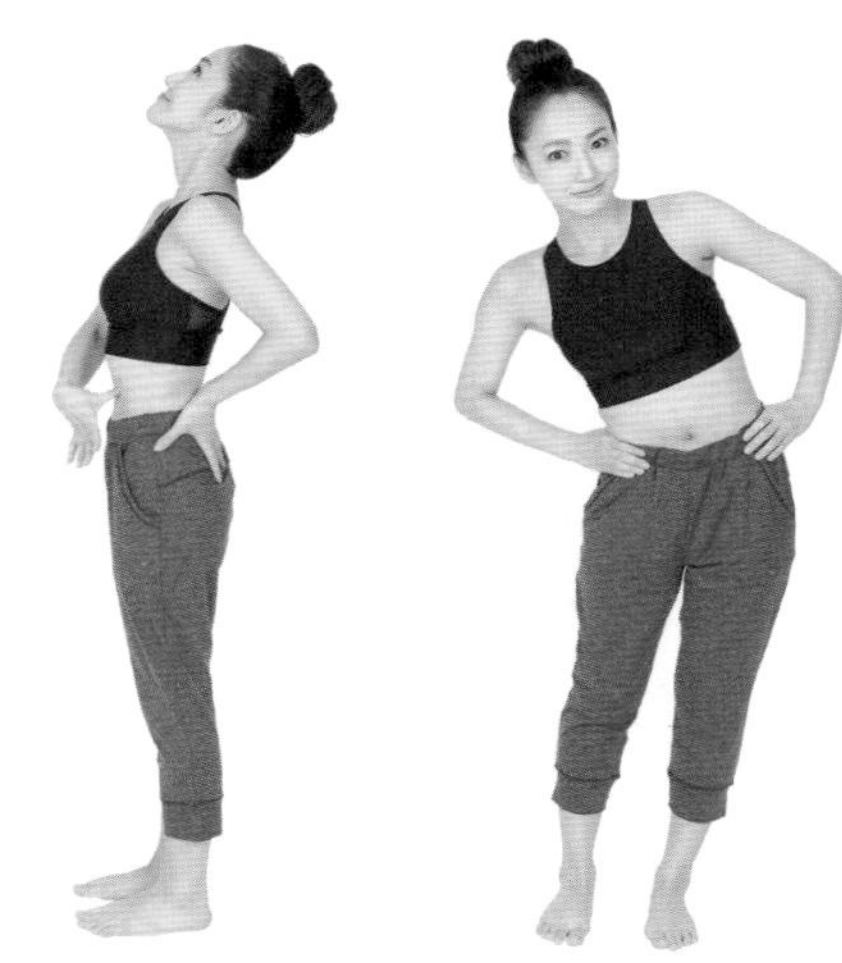

お腹ストレッチの
効果を高めるために、
ストレッチする場所を
しっかり確認しましょう。

詳細は40ページ～

手順２

お腹ストレッチを実践する

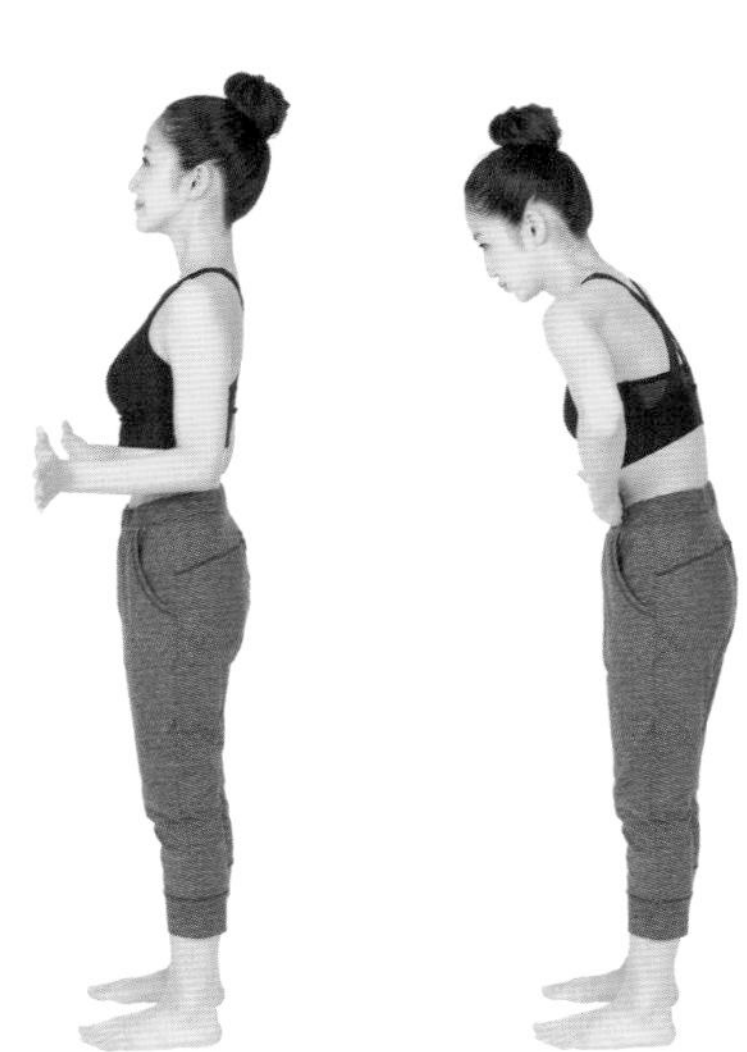

動作手順を確認しながら、
ストレッチを
行ってみましょう。
１分で腰の痛みが
あっさり消えるはずです。

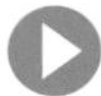
詳細は48ページ～

ストレッチする場所を探す

STEP 1

腰のどこに痛みを感じますか？

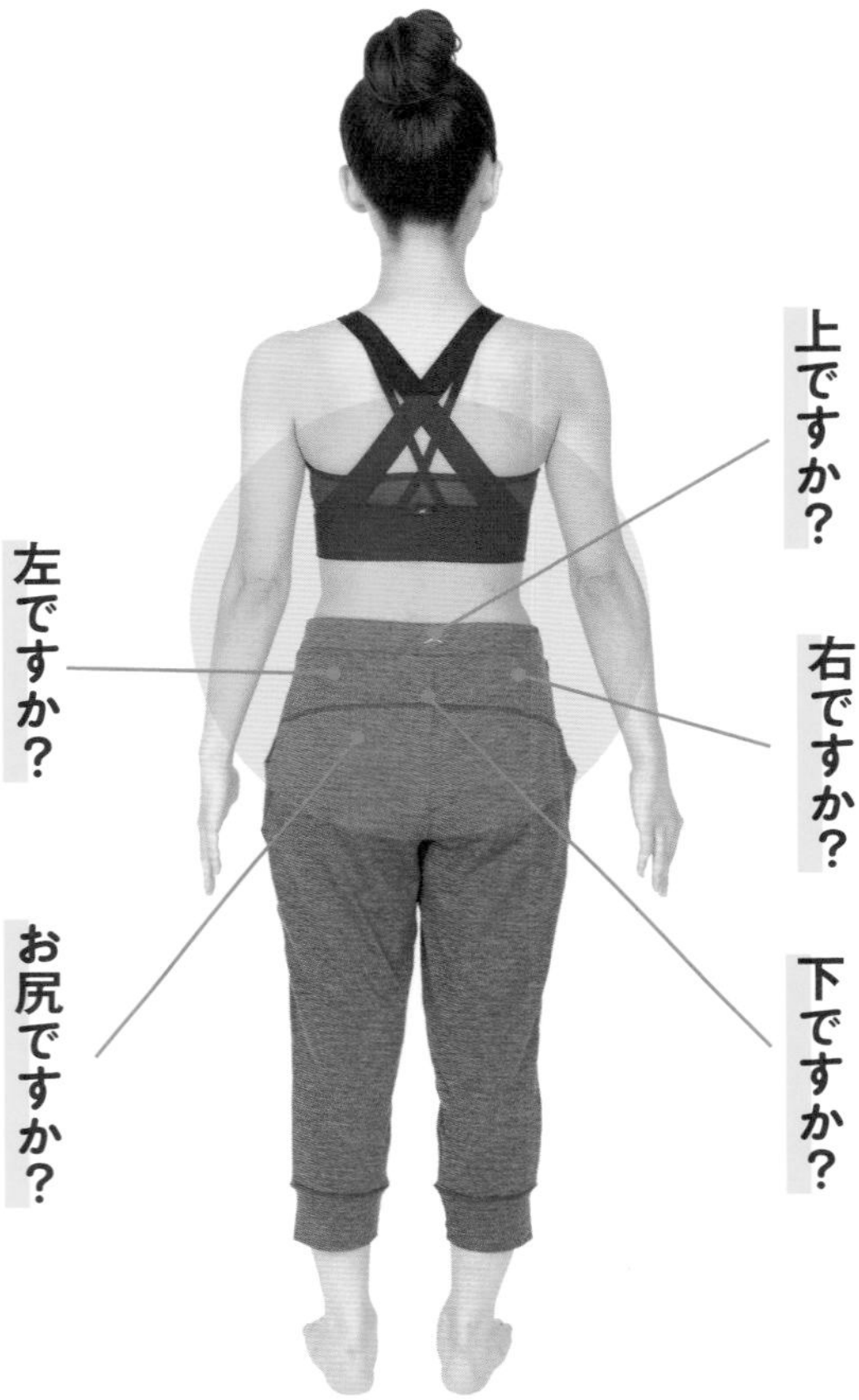

上ですか？

右ですか？

下ですか？

左ですか？

お尻ですか？

ストレッチする場所を探すために、まず腰のどこに痛みを感じるのか、**前後、左右など体を動かしながら確認**しましょう。

ここでは確認作業なので、無理に体を倒したり、反ったりする必要はありません。いつも痛みが出ている場所の再確認です。痛いと感じたら、そこで終了です。

腰の痛みをチェックする

体を動かして、腰のどこが痛いか確認しましょう。

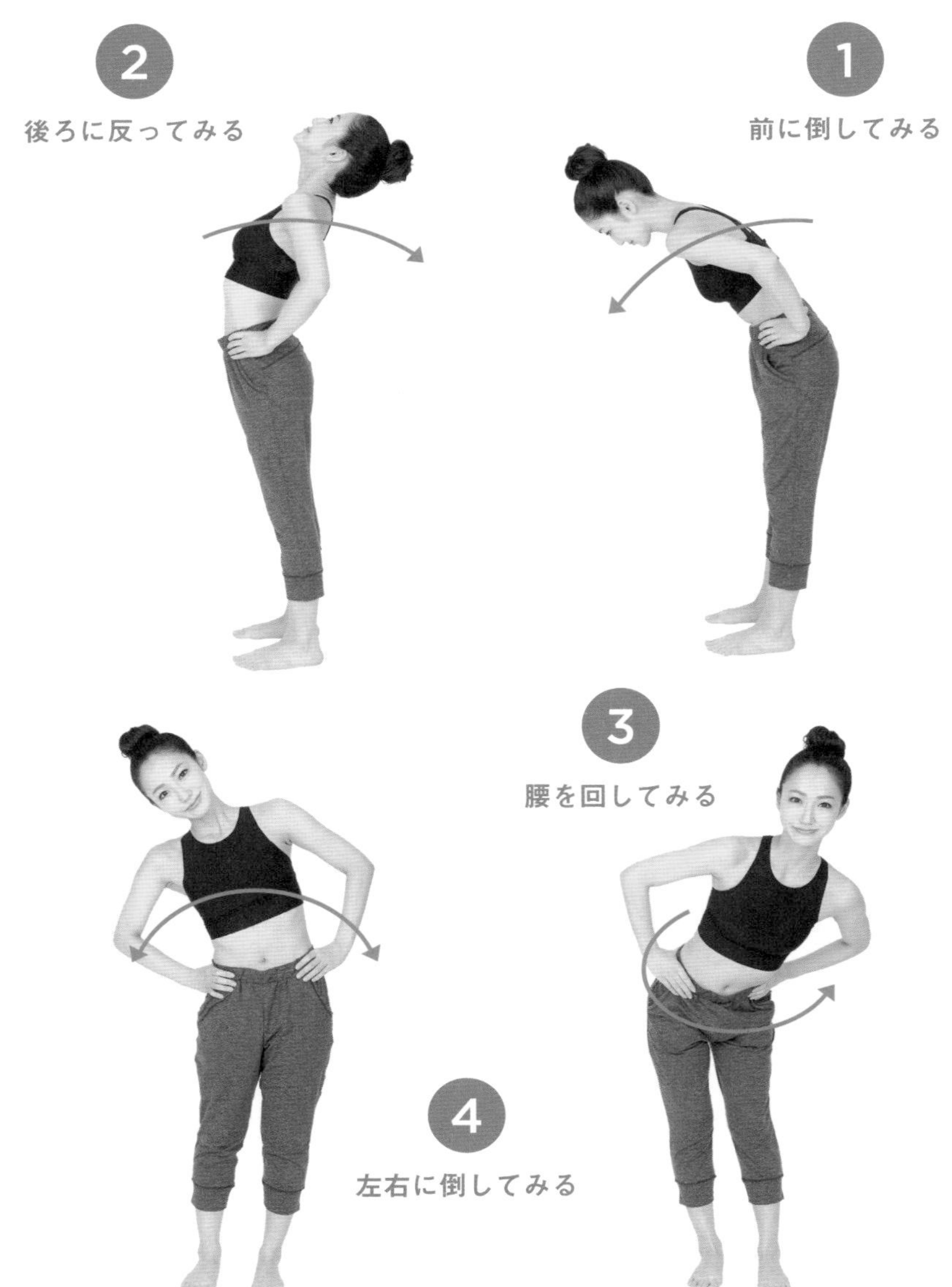
1
前に倒してみる
2
後ろに反ってみる
3
腰を回してみる
4
左右に倒してみる

ストレッチする場所を探す

STEP 2

ストレッチするのは痛みと真反対のお腹側！

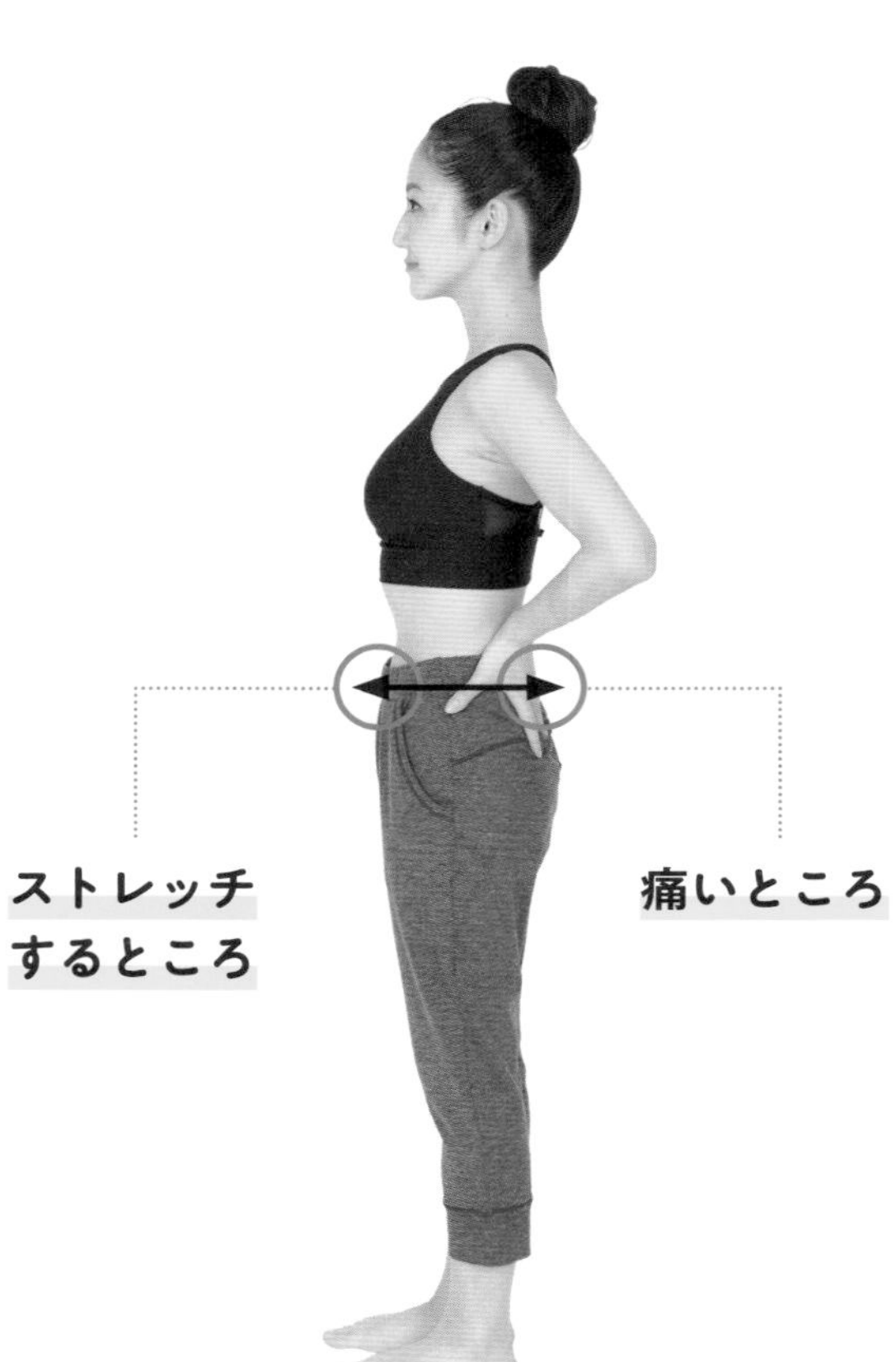

ストレッチする場所は、痛みが出ている腰の部分の真反対にあるお腹部分です。先ほど、**痛みを確認した場所から真反対の位置がどこになるのか確認**しましょう。腰の右側ならお腹も右側、腰の両側に痛みを感じるなら、お腹も両側がストレッチの対象になります。「痛みの真反対」と覚えてください。

痛む場所の真反対を確認する

ストレッチでほぐす部分を確認しましょう。

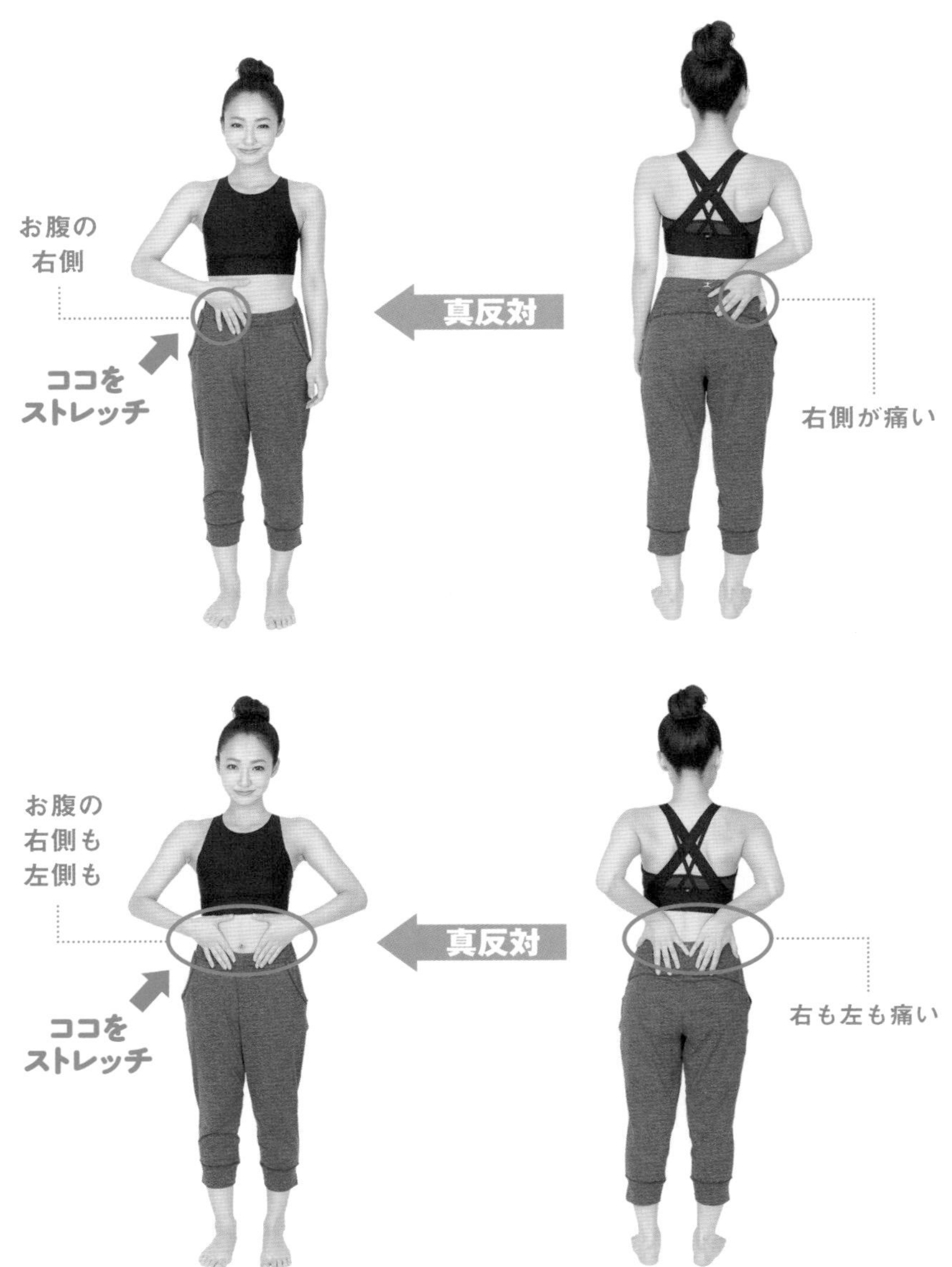

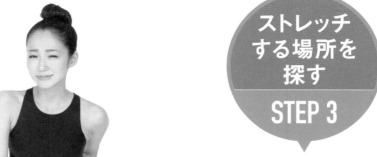

ストレッチする場所を探す
STEP 3

ほぐすのは硬くなっているところ

硬くなっているところを指で押すと痛い

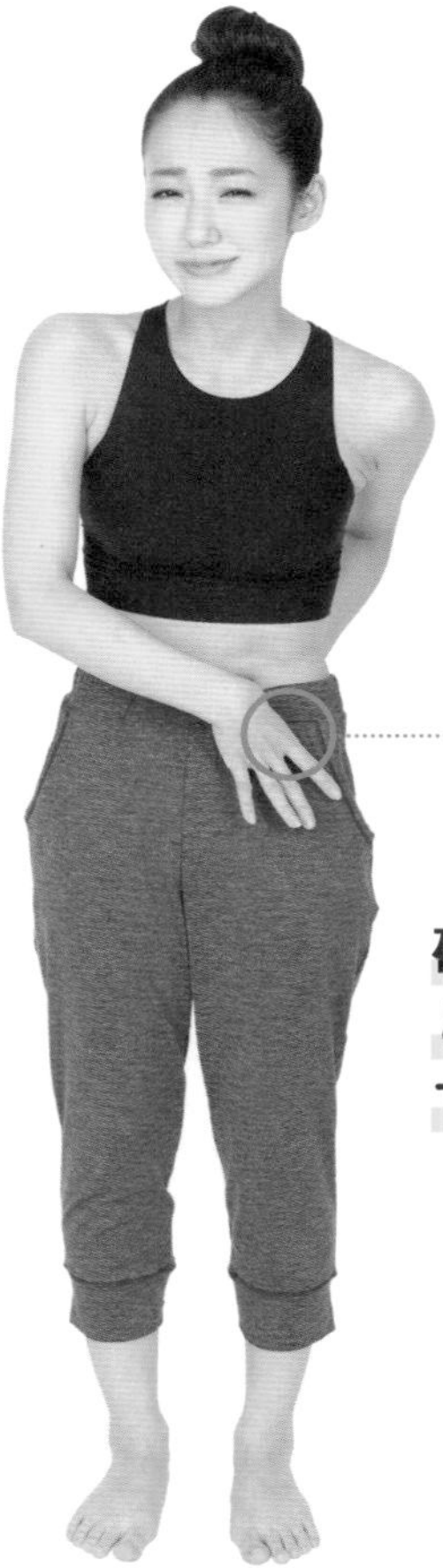

ストレッチする場所の最終確認です。腰の痛みがひどい人なら、**痛みの真反対にあるお腹側を軽く押さえただけでも痛みを感じるかも**しれません。そこがストレッチ場所になります。ピンポイントで痛みを感じられないときは、先の手順でストレッチ場所を確認しましょう。押さえると痛いはずです。

硬くなっているところを探す

「お腹ストレッチ」のターゲットを指で押して確認しましょう。

1 直立する

背すじを伸ばして直立し、
両手は腰にあてる。

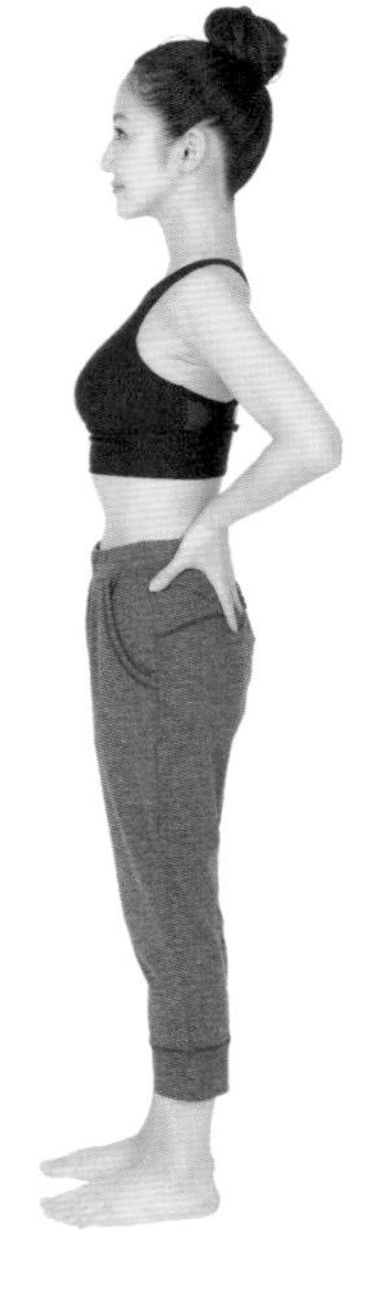

2 息を吸う

顔を上に向けて
大きくゆっくり息を吸う。

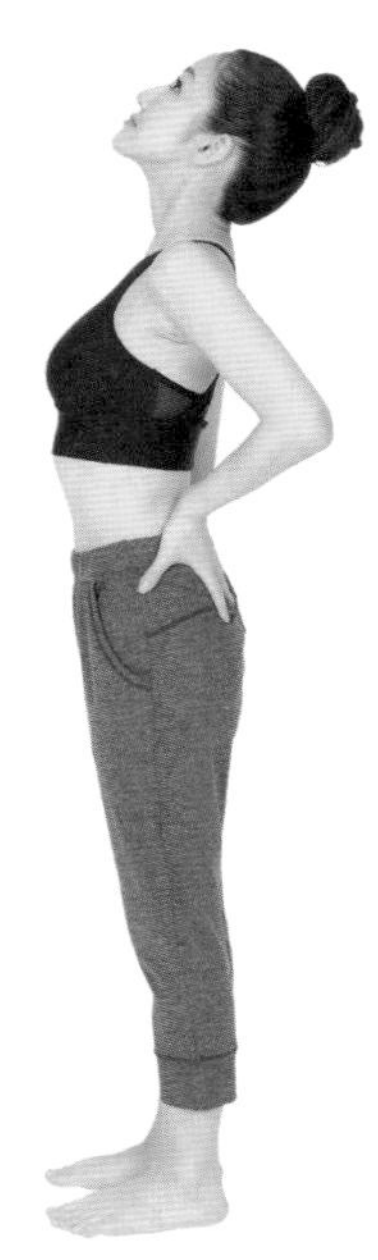

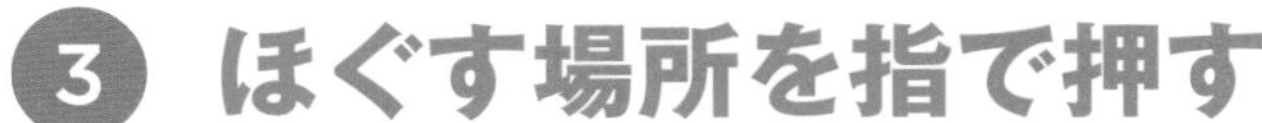

ほぐす場所を親指でぎゅっと押す。硬くなっているところが「お腹ストレッチ」のターゲット。押すと痛みを感じることもある。

お腹ストレッチの原理は筋肉をゆるめて、神経をすべらせる

ストレッチする場所は確認できたでしょうか？

いよいよ、お腹ストレッチです。メインの動作は基本的に次の2つになります。

①口から息を吐きながら、硬くなっているお腹の筋肉をゆるめる

②鼻から息を吸いながら、神経を元の位置に移動させる

硬くなっている筋肉をほぐさなければ神経を移動することはできないので、最初にお腹の筋肉をほぐします。それから神経を移動させます。移動させるというと難しいイメージがあるかもしれませんが、お腹の筋肉がゆるんでしまえば簡単です。

移動を妨げるものがなくなれば、上を向けば下に、下を向けば上に簡単に移動できます。移動というより、すべらせるといった感覚です。

お腹ストレッチの種類

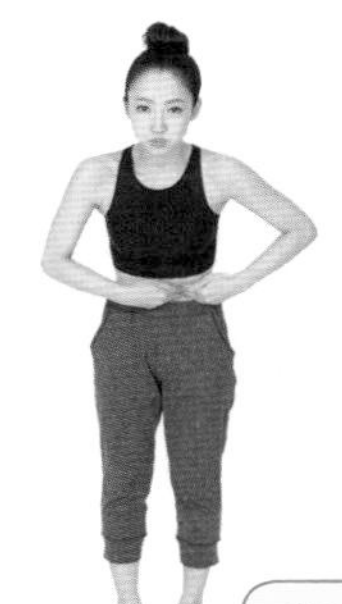

腰の片側だけ痛い人は

48ページ～

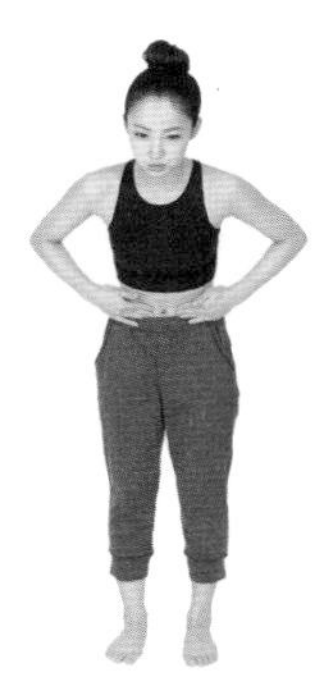

腰の両側が痛い人は

52ページ～

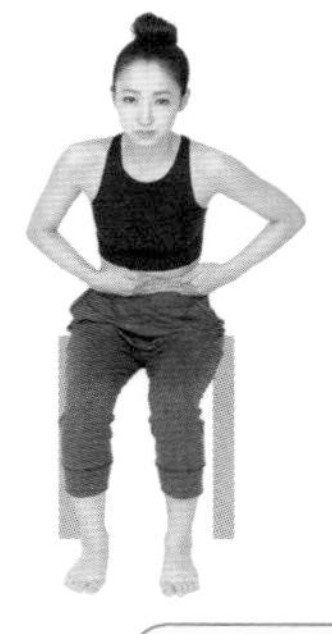

足腰に自信がない人は

54ページ～

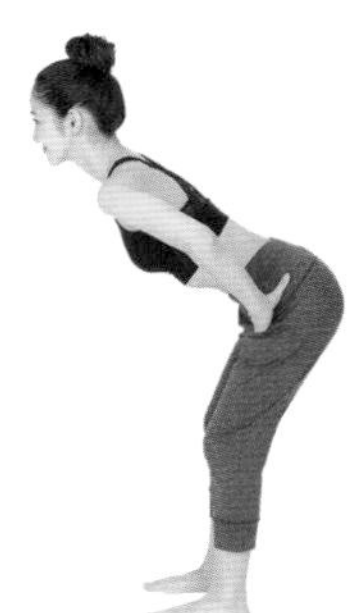

お尻まで痛い人は

62ページ～

パートナーに手伝ってもらえる人は

58ページ～

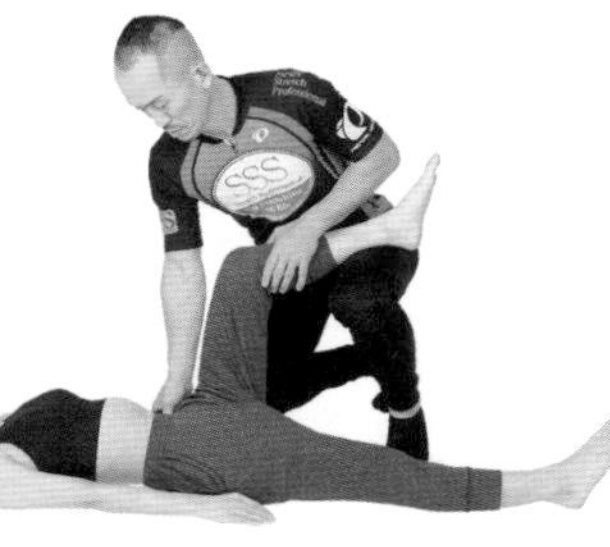

1

片側だけ痛みがある場合は

筋肉をほぐす

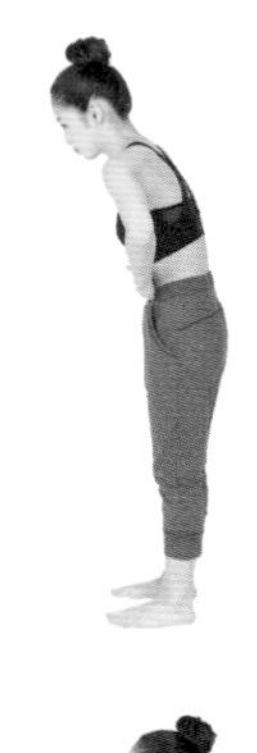

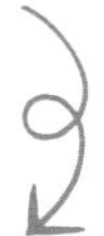

手を離す

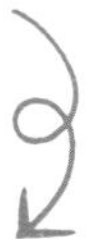

顔を上に向ける

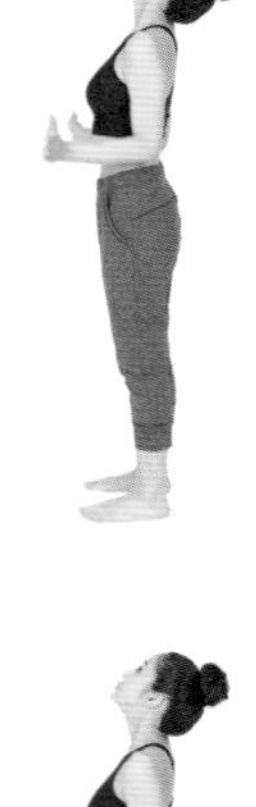

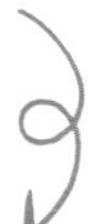

神経をずらす

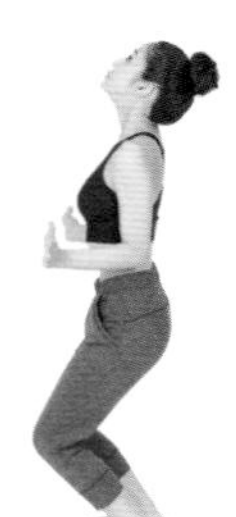

★5回繰り返して約1分

①筋肉をほぐす

硬くなっているお腹の筋肉をほぐします。お腹の硬くなっているところに両手の指をあて、口から息を吐きながら、５秒間押し続けます。

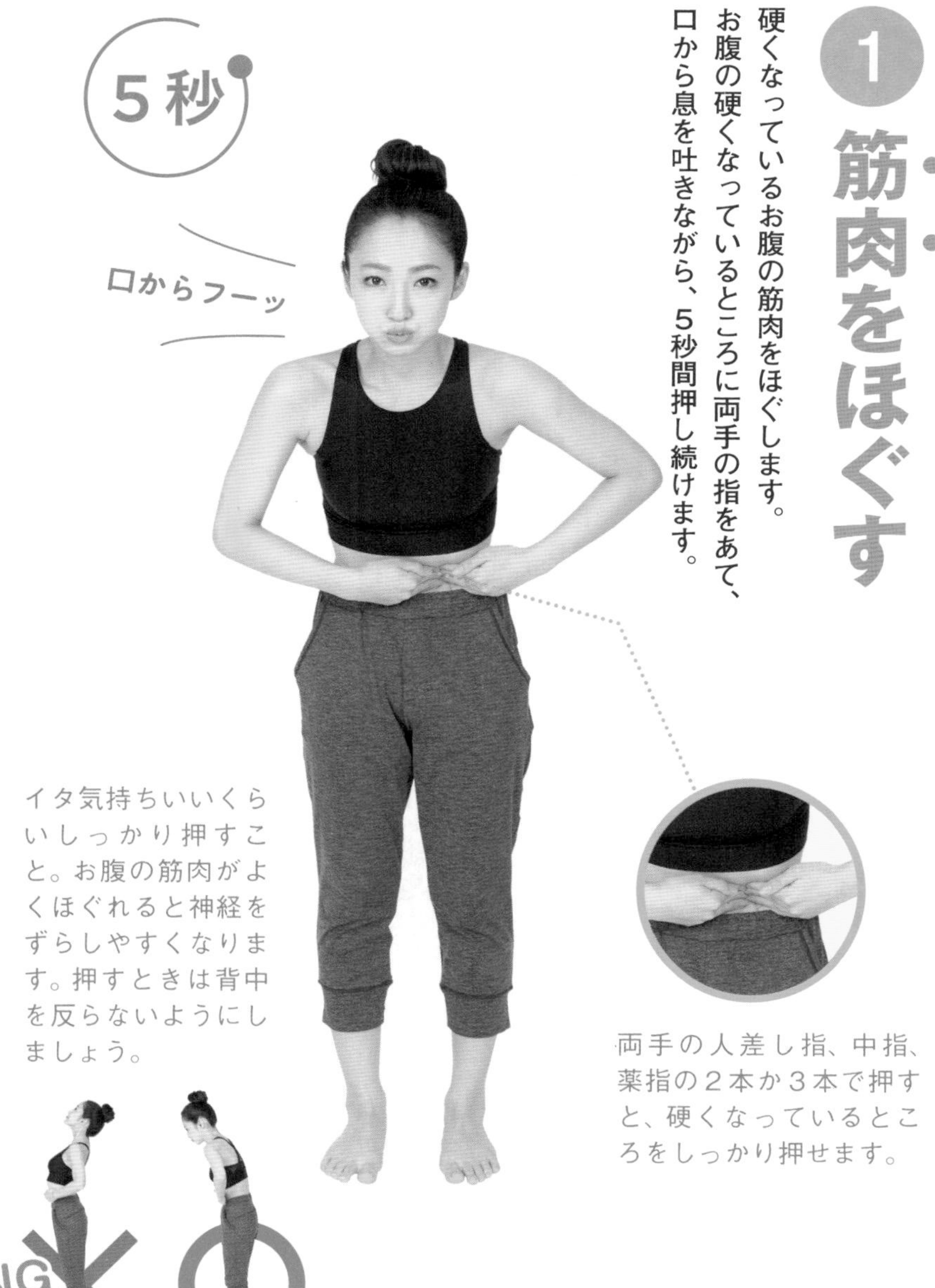

イタ気持ちいいくらいしっかり押すこと。お腹の筋肉がよくほぐれると神経をずらしやすくなります。押すときは背中を反らないようにしましょう。

両手の人差し指、中指、薬指の２本か３本で押すと、硬くなっているところをしっかり押せます。

②手を離す

お腹がほぐれたところで神経をずらす準備です。押していた両手をお腹から離しましょう。

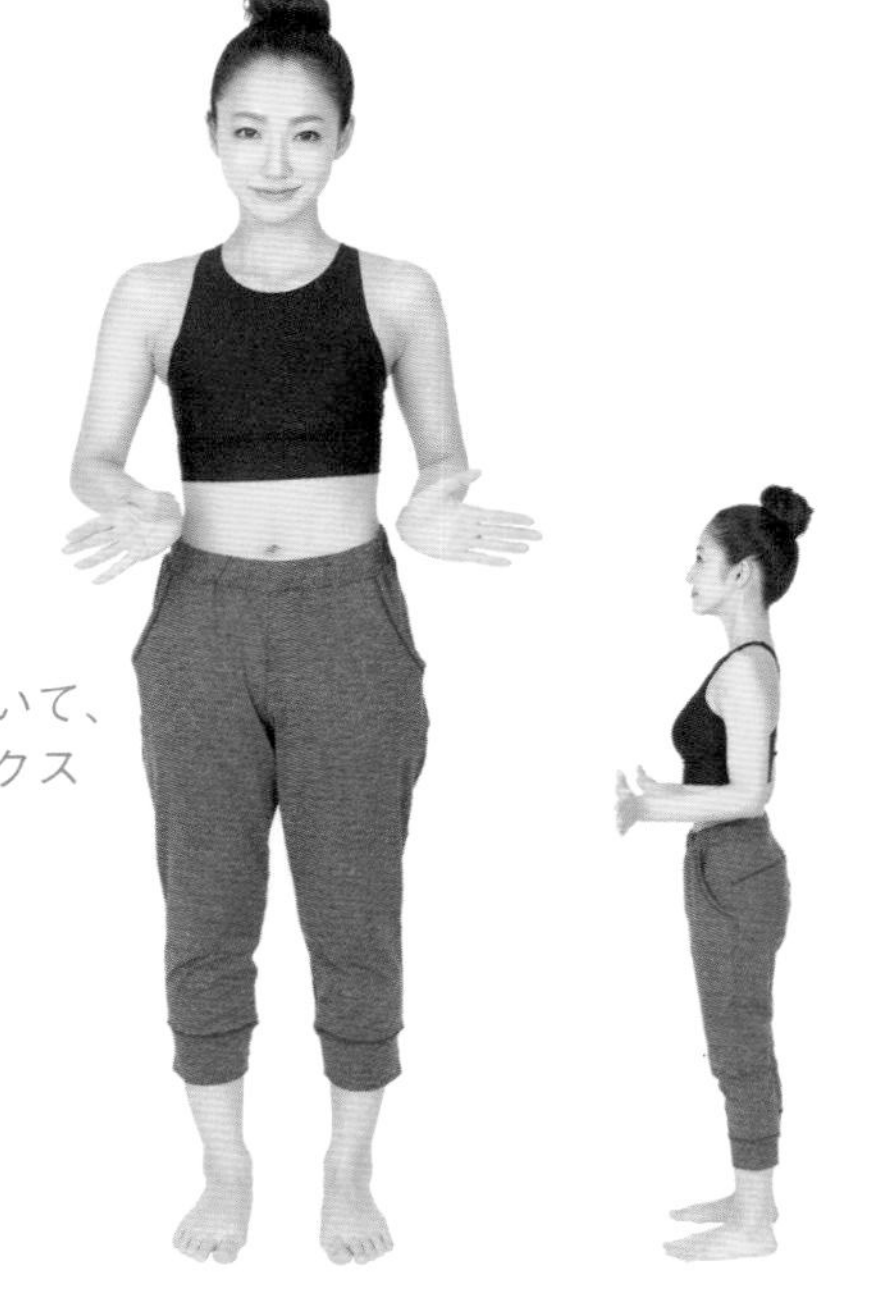

肩の力を抜いて、全身リラックス

③顔を上に向ける

神経をずらす準備の続きです。両手は開いたまま、顔を上に向けます。

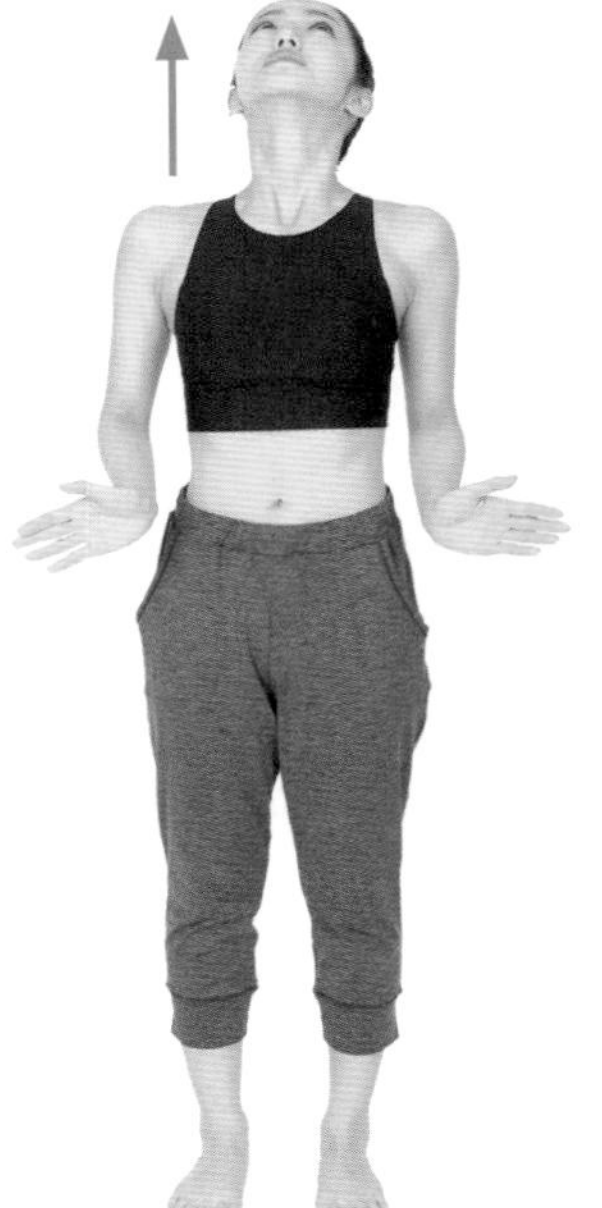

顔を上げて、しっかり上を向くことで神経をずらしやすくなります。

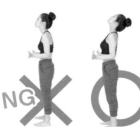

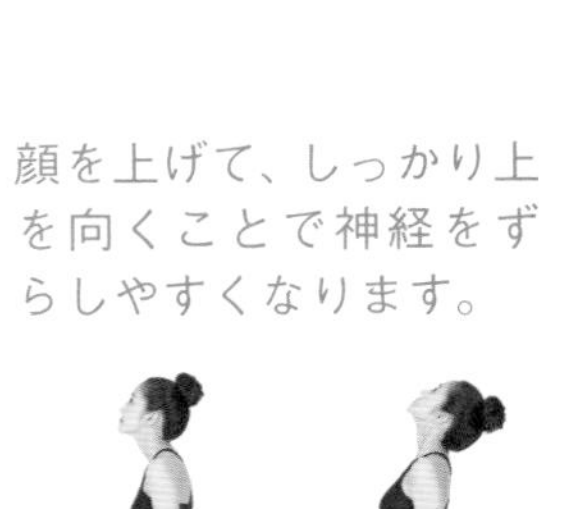

④ 神経をずらす

腰の痛みの原因となっていた神経のずれを元に戻します。顔を上げたまま、軽くひざを曲げながら、５秒かけて鼻からゆっくり息を吸いましょう。

顔を上に向けたまま行うこと。顔を正面に戻すと、神経のずれを戻しにくくなります。

鼻からスーッ

５秒

ひざは軽く曲げる程度でOK。息を吸いながらひざを曲げることでより神経をずらしやすくなります。

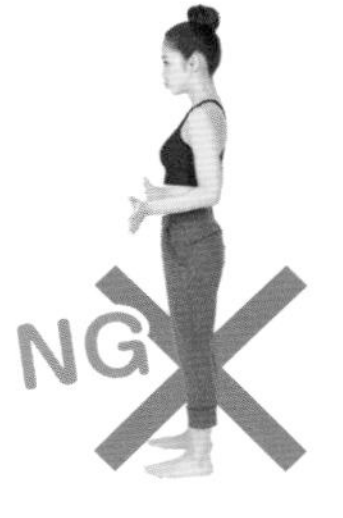

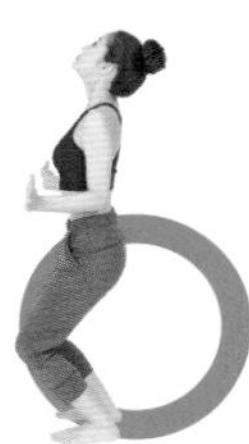

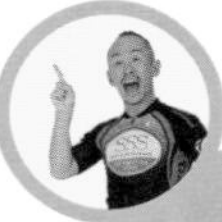

①〜④を５回繰り返しましょう。

2

左右両側に痛みがある場合は

1 筋肉をほぐす

硬くなっているお腹の筋肉をほぐします。
左右のお腹の硬くなっているところそれぞれに指をあて、
口から息を吐きながら、5秒間押し続けます。

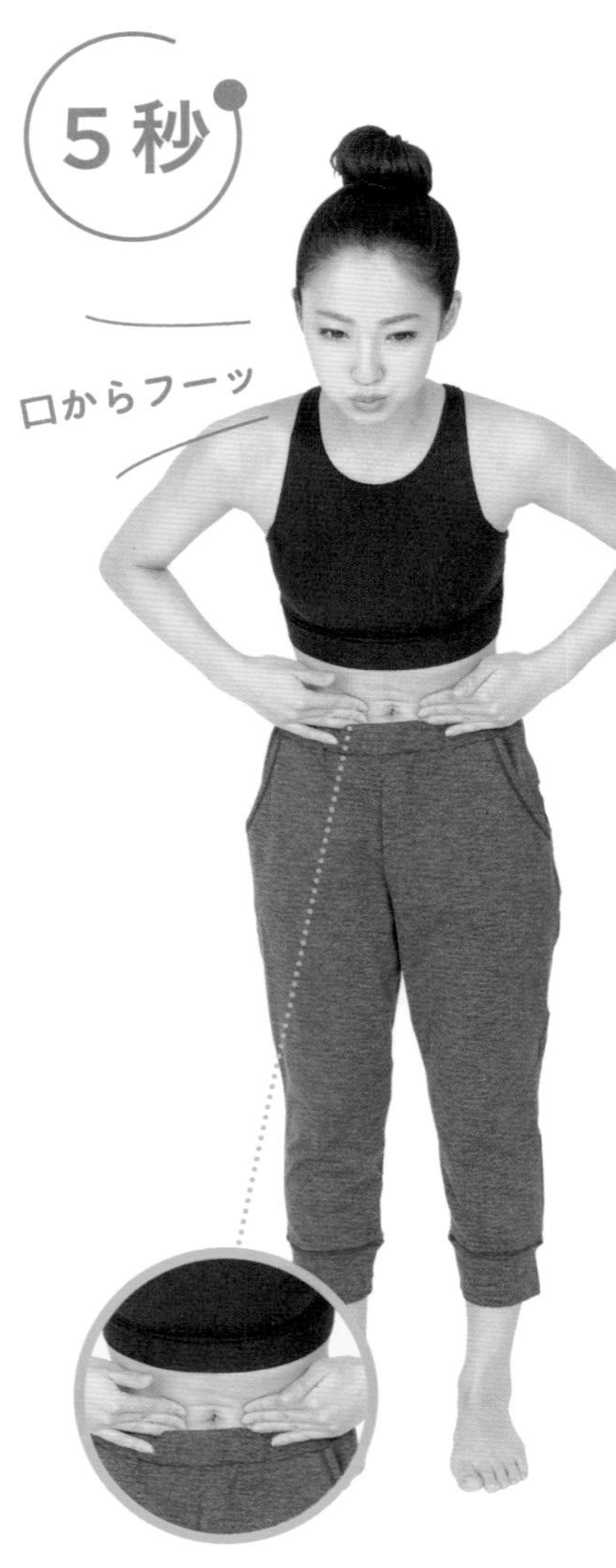

両手の人差し指、中指、薬指の2本か3本で押すと、硬くなっているところをしっかり押せます。

2 手を離す

お腹がほぐれたところで神経をずらす準備です。押していた両手をお腹から離しましょう。

3 顔を上に向ける

神経をずらす準備の続きです。両手は開いたまま、顔を上に向けます。

4 神経をずらす

腰の痛みの原因となっていた神経のずれを元に戻します。顔を上げたまま、軽くひざを曲げながら、５秒かけて鼻からゆっくり息を吸いましょう。

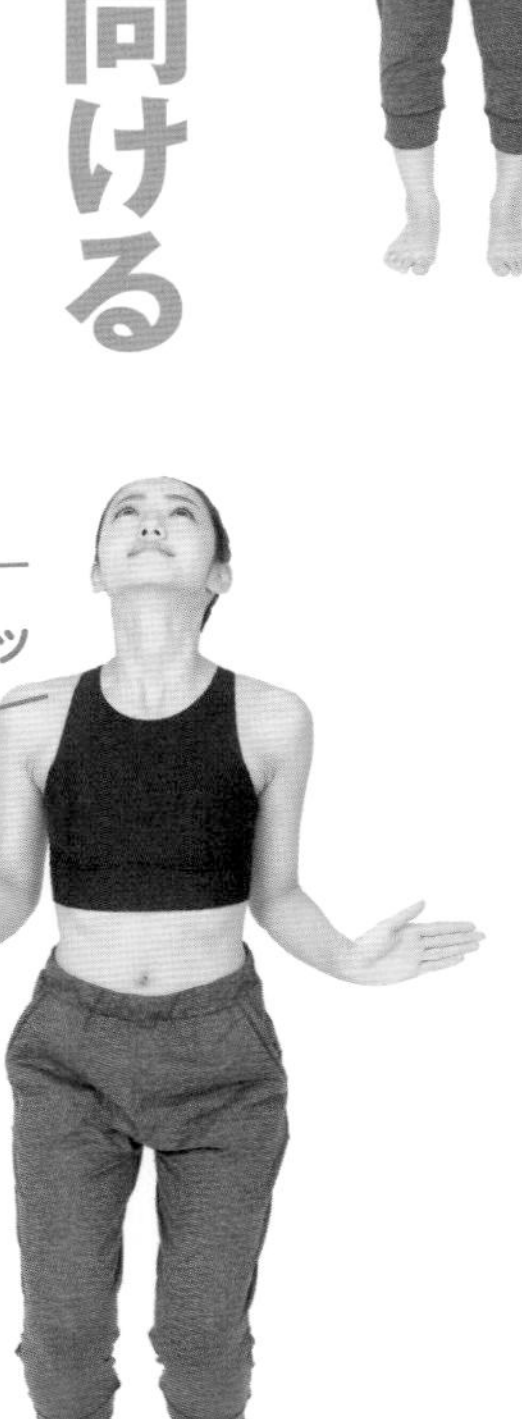

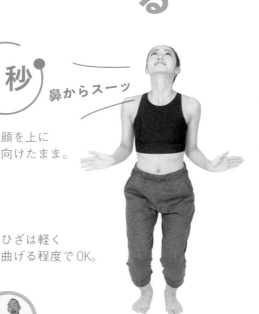

5秒

鼻からスーッ

顔を上に向けたまま。

ひざは軽く曲げる程度でOK。

①〜④を５回繰り返しましょう。

お腹ストレッチ

3

足腰に自信がない場合は

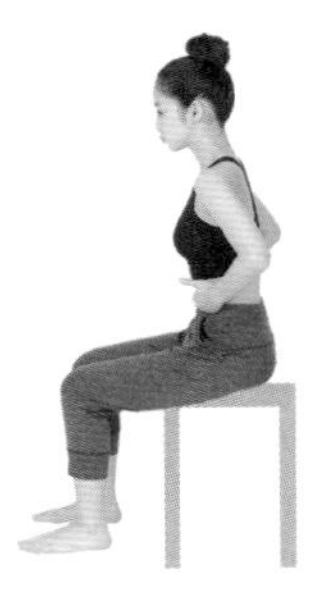

1
筋肉をほぐす

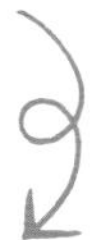

2
手を離す

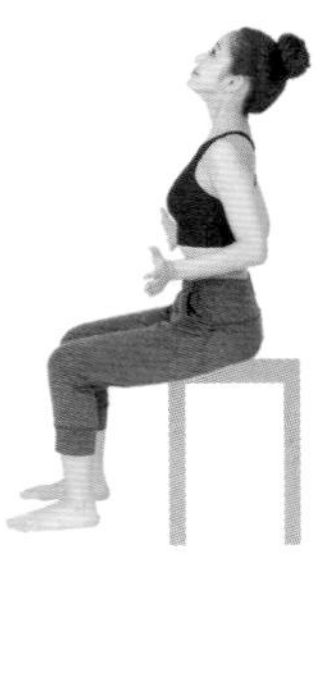

3
顔を上に向ける

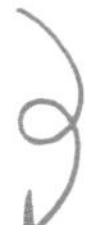

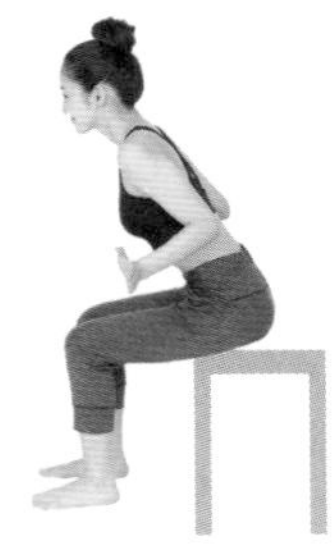

4
神経をずらす

★5回繰り返して約1分

1 筋肉をほぐす

硬くなっているお腹の筋肉をほぐします。イスに浅く座り、お腹の硬くなっているところに両手の指をあて、口から息を吐きながら、５秒間押し続けます。左右両側が痛いときは、両側を押しながら同じように息を吐きましょう。

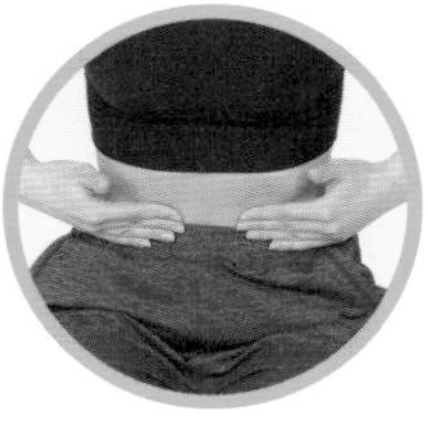

両側が痛いときは

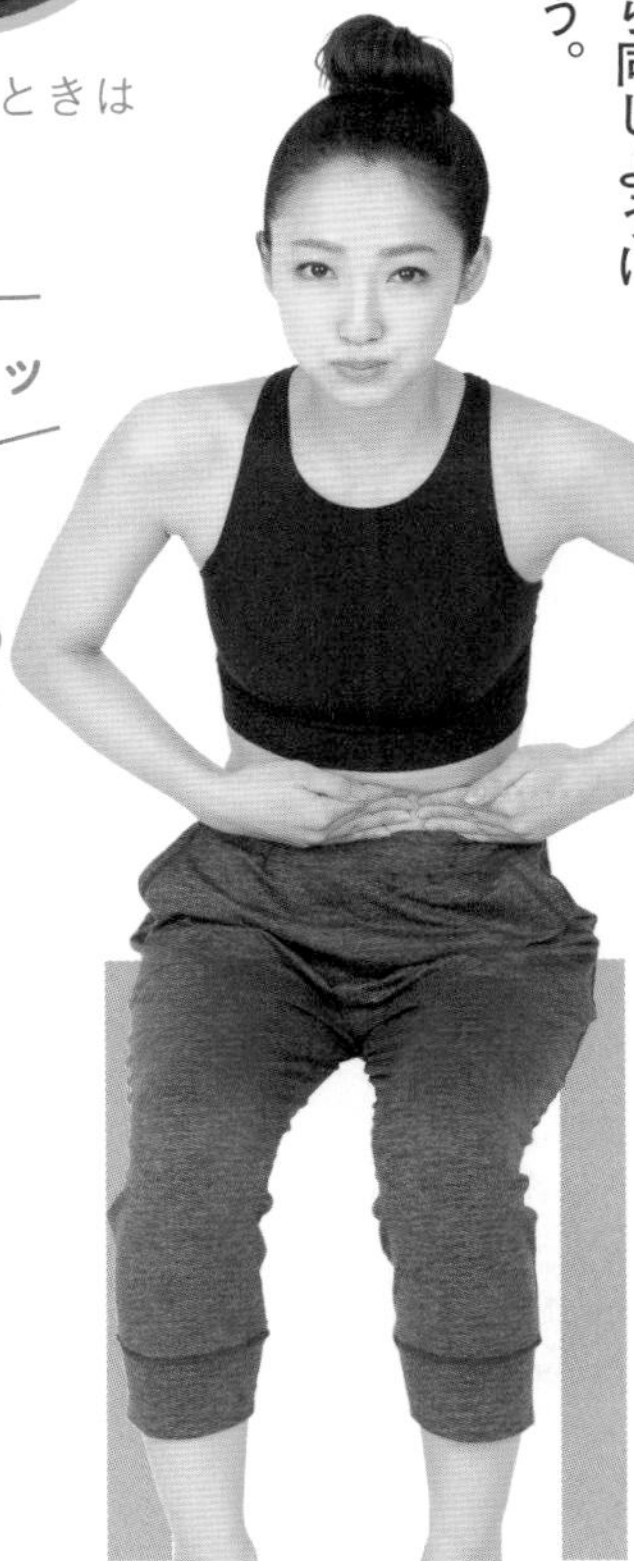

口からフーッ

５秒

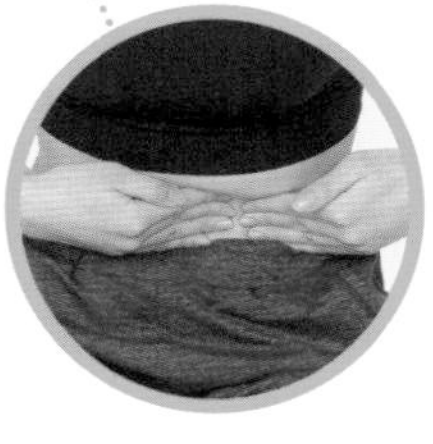

イスに深く座り過ぎるとしっかり押せなくなるので、浅く座るようにしましょう。

両手の人差し指、中指、薬指の２本か３本で押すと、硬くなっているところをしっかり押せます。イタ気持ちいいくらい押すことでお腹の筋肉がよくほぐれ、神経をずらしやすくなります。

2 手を離す

お腹がほぐれたところで神経をずらす準備です。押していた両手をお腹から離しましょう。

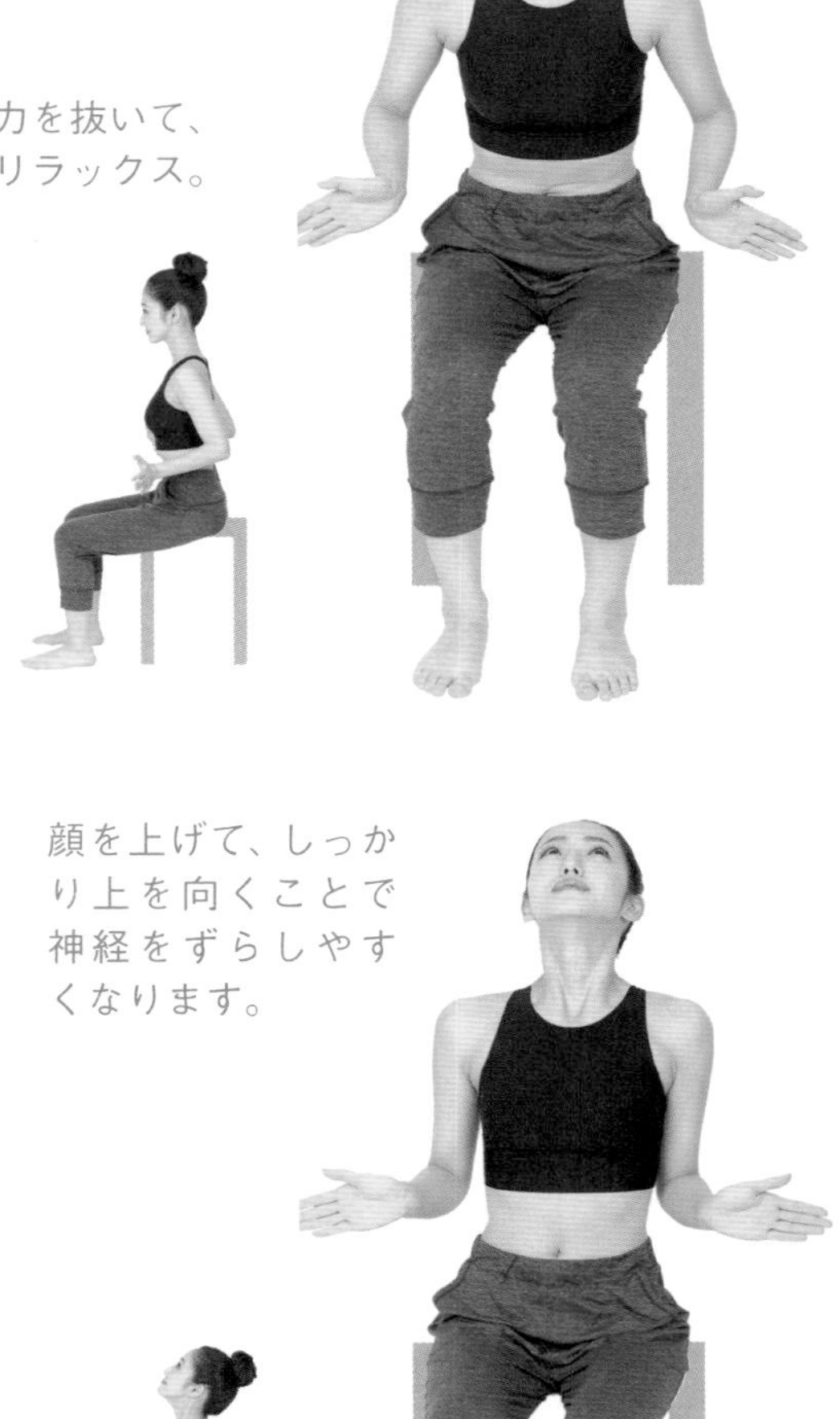

肩の力を抜いて、全身リラックス。

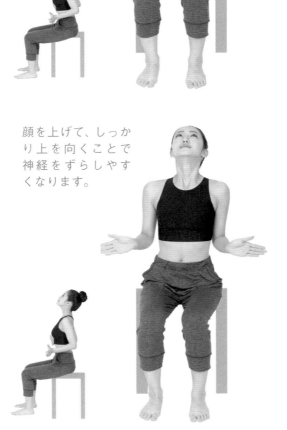

3 顔を上に向ける

神経をずらす準備の続きです。両手は開いたまま、顔を上に向けます。

顔を上げて、しっかり上を向くことで神経をずらしやすくなります。

４ 神経をずらす

腰の痛みの原因となっていた神経のずれを元に戻します。顔をできるだけ上げたまま、上体を前に倒しながら、５秒かけて鼻からゆっくり息を吸いましょう。

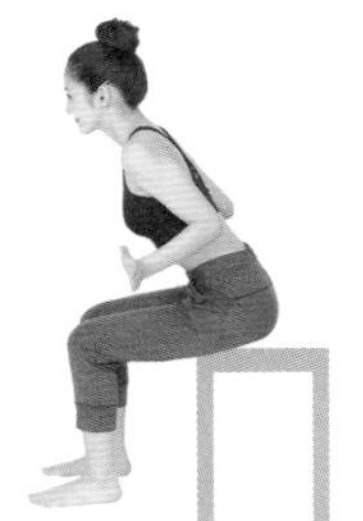

顔が下を向かないように気をつけること。顔が下を向くと、神経のずれを戻しにくくなります。

５秒

鼻からスーッ

デスクワーク中でも簡単にできる!!

上体は軽く倒す程度でOK。息を吸いながら上体を倒すことでより神経をずらしやすくなります。

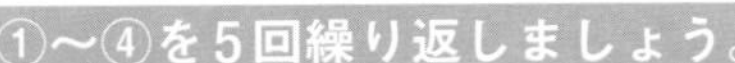
①〜④を５回繰り返しましょう。

お腹ストレッチ

4

パートナーに手伝ってもらえる場合は

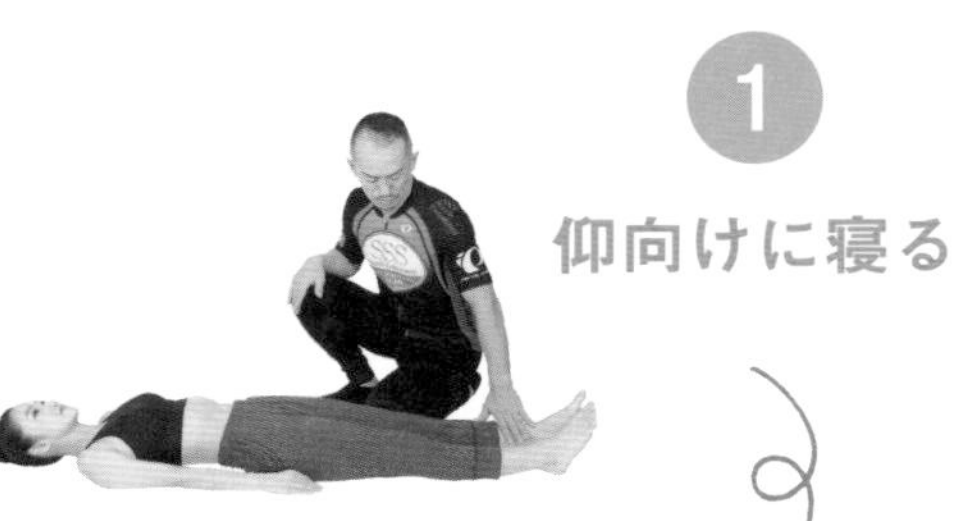

1 仰向けに寝る

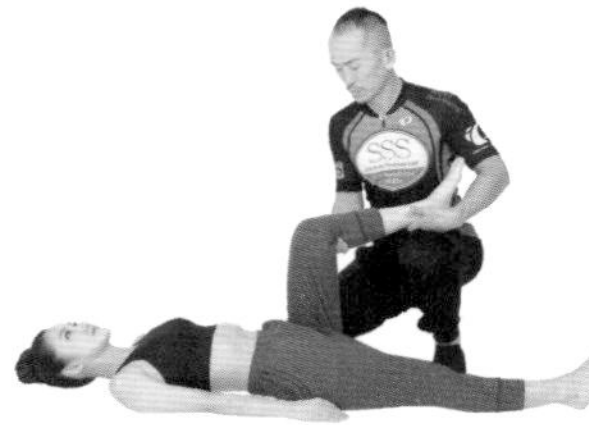

2 片方の足を上げる

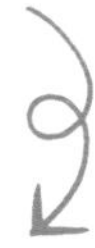

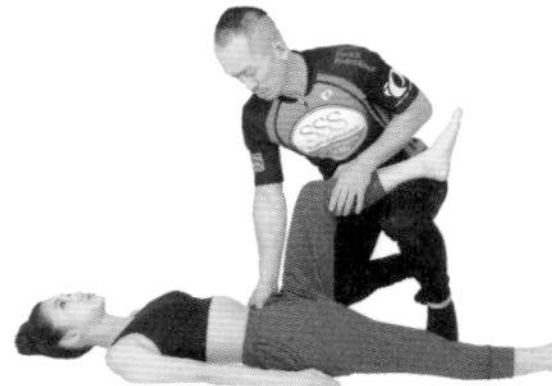

3 筋肉をほぐす

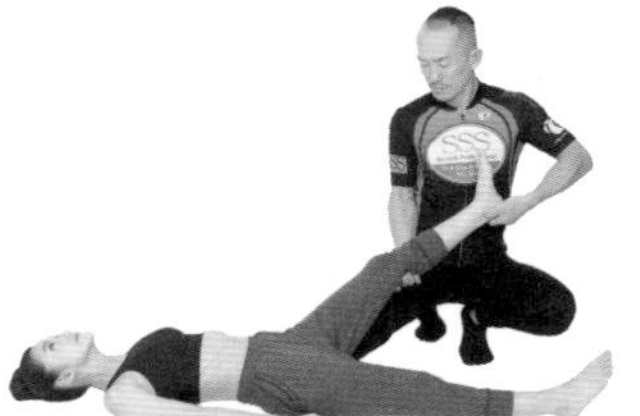

4 神経をずらす

★5回繰り返して約1分

1 仰向けに寝る

お腹ストレッチの準備です。
ストレッチされる人は、
両手両足を伸ばして仰向けに寝ます。
パートナーは、ほぐす側に腰を下ろします。

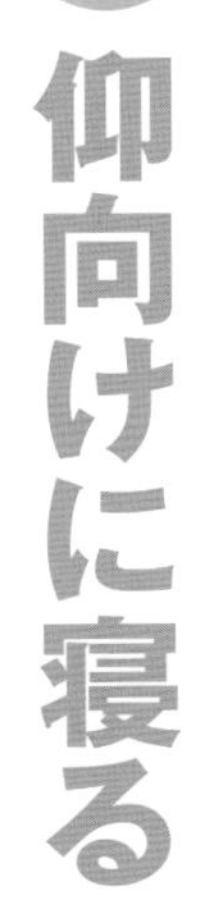

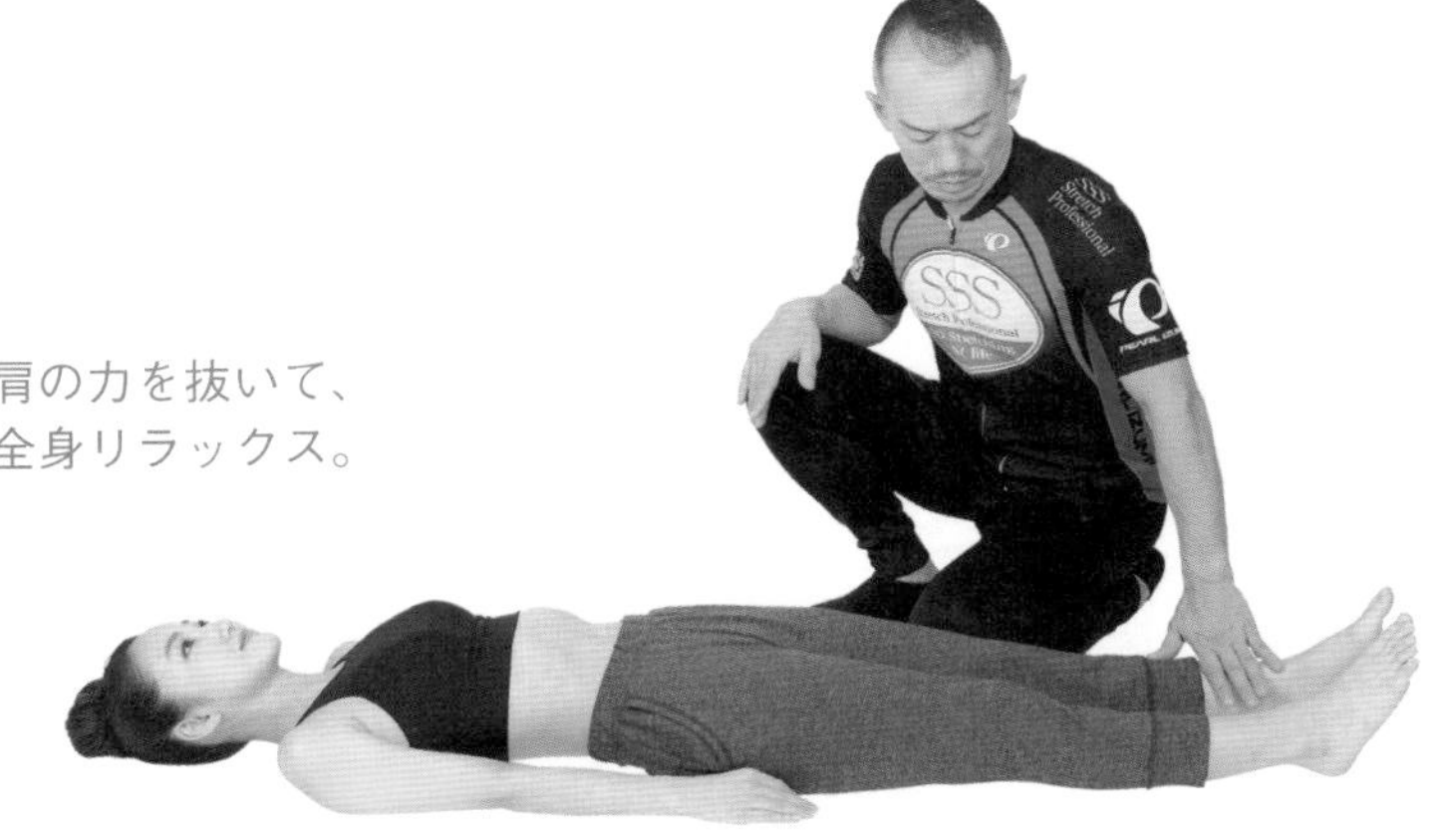

肩の力を抜いて、
全身リラックス。

2 片方の足を上げる

お腹の硬い部分をほぐす準備です。
ストレッチされる人は、ほぐす側の足を軽く上げます。
パートナーは、上げた足を自分の太ももに乗せます。

左右両側を同時にほぐすときは、ストレッチされる人は両ひざを立てて準備します。

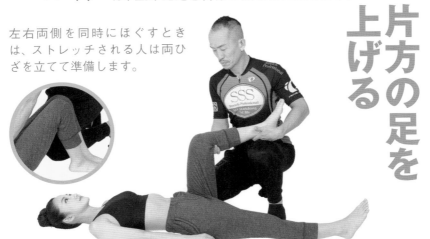

3 筋肉をほぐす

硬くなっているお腹の筋肉をほぐします。
パートナーはお腹の硬くなっている
ところに利き手の親指をあて、
ストレッチされる人が口から
息を吐くと同時に、５秒間押し続けます。

左右両側が痛いときは、両側を押しながら同じように息を吐きましょう。

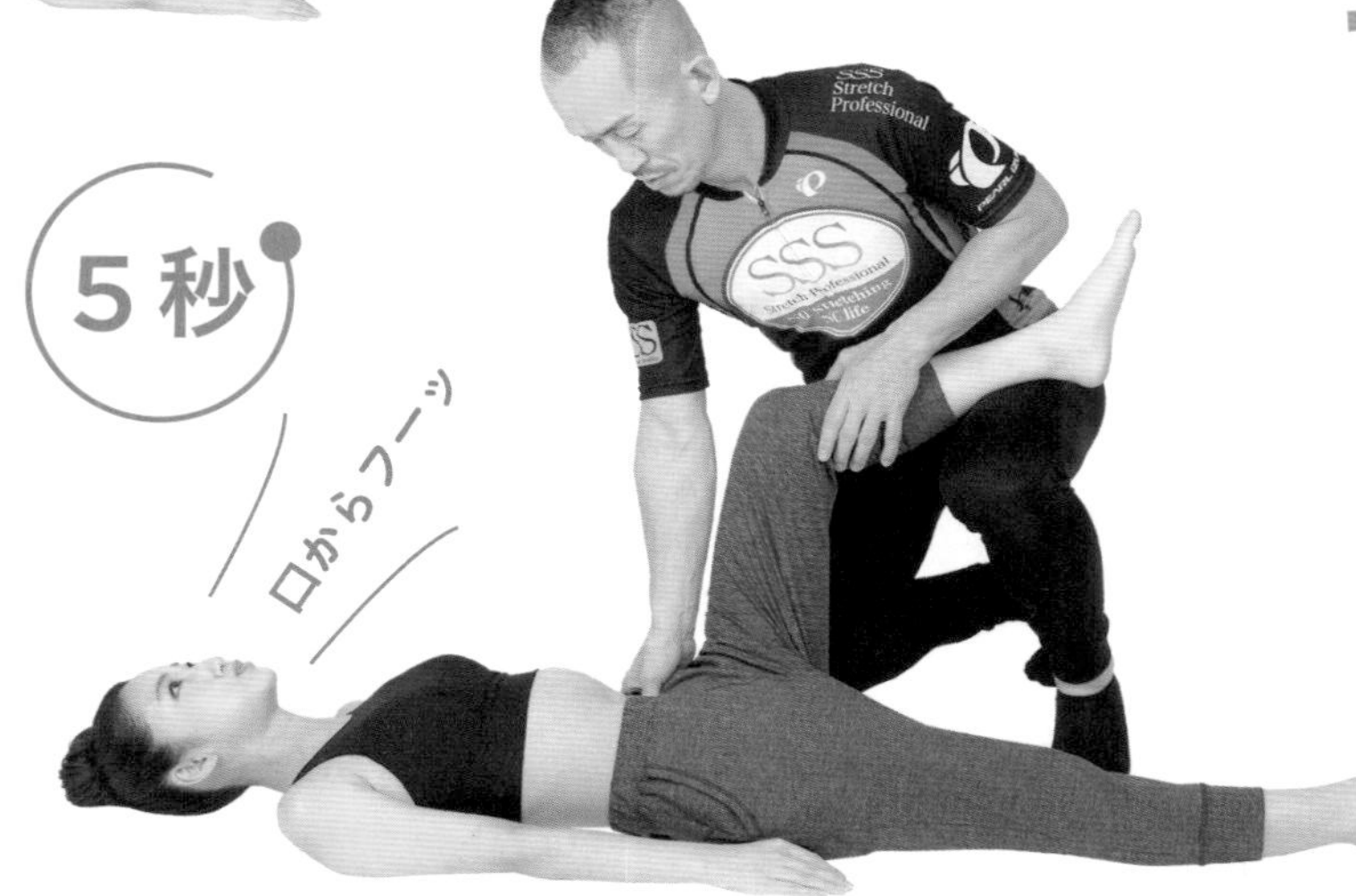

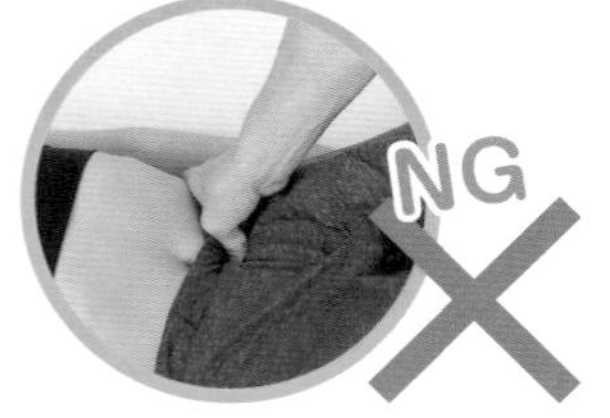

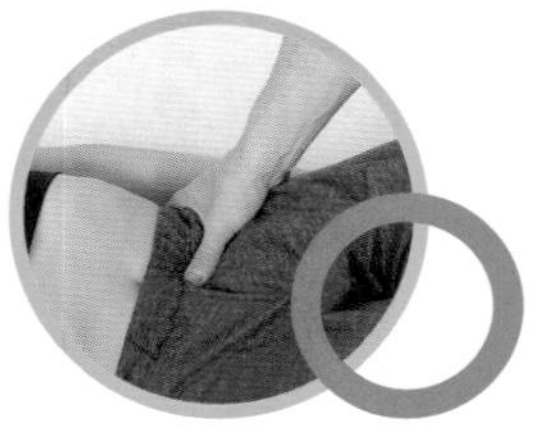

パートナーは強く押し過ぎないように注意しましょう。イタ気持ちいいくらいで、筋肉は十分にほぐれます。

4 神経をずらす

腰の痛みの原因となっていた
神経のずれを元に戻します。
パートナーはお腹から指を離し、
太ももに乗せていた足を両手で持ち、
ストレッチされる人が
鼻から息を吸うと同時に、足を軽く伸ばします。

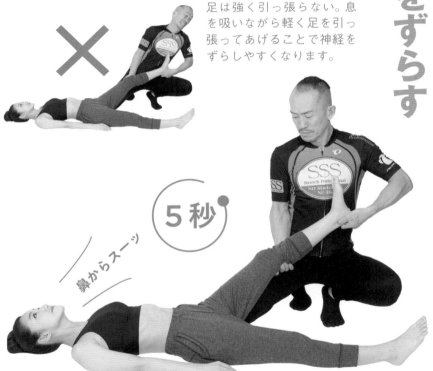

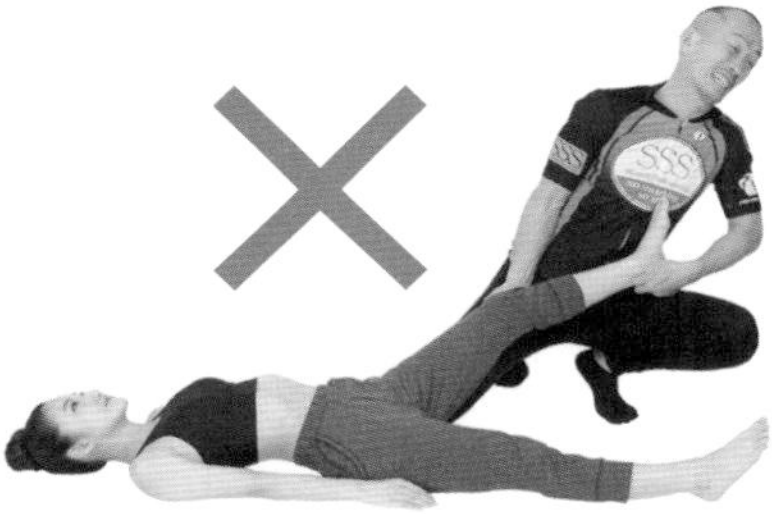

足は強く引っ張らない。息を吸いながら軽く足を引っ張ってあげることで神経をずらしやすくなります。

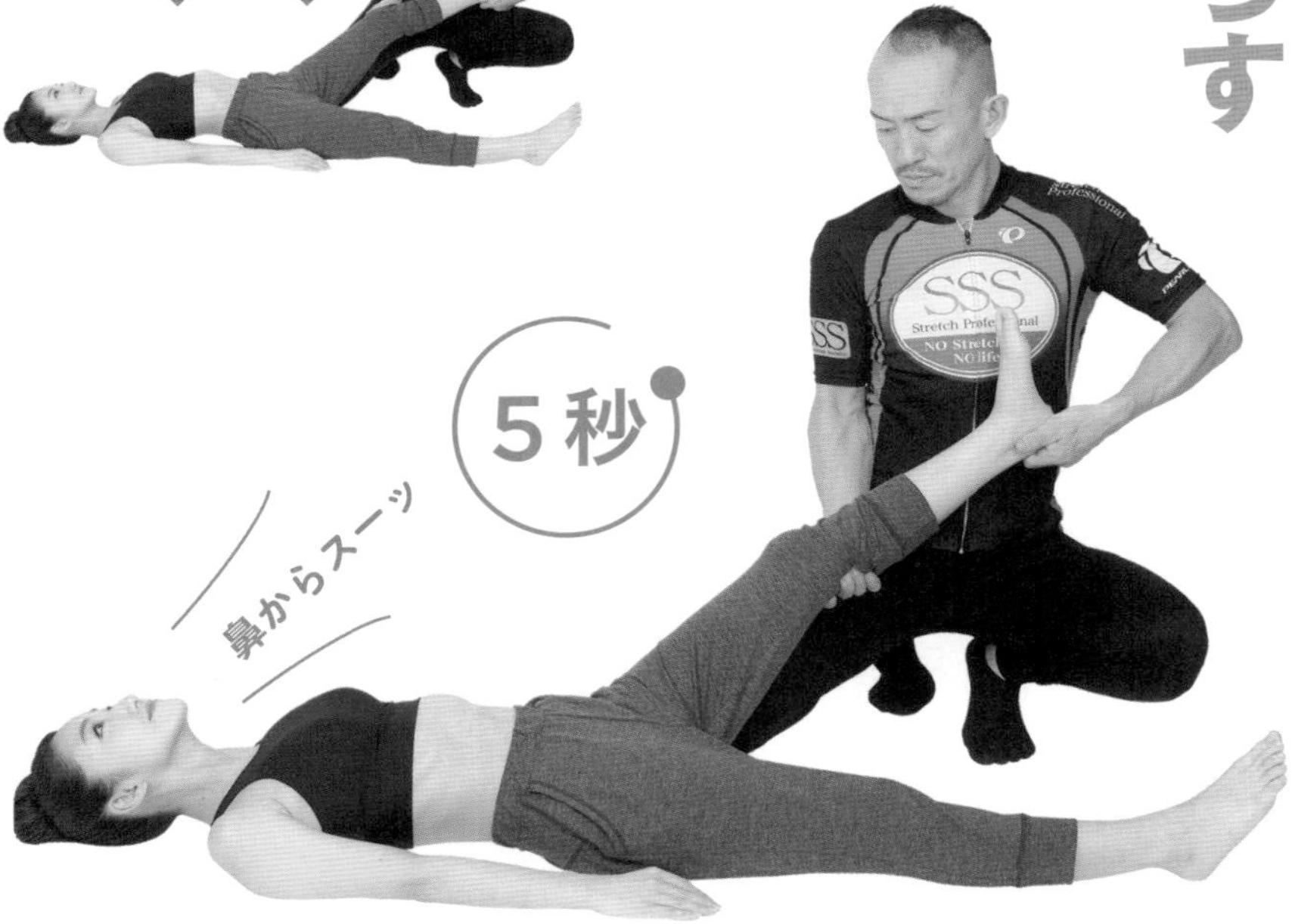

５秒

鼻からスーッ

肩の力を抜いて、全身リラックス。

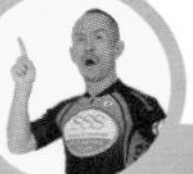

①〜④を５回繰り返しましょう。

1分
お腹ストレッチ
5

腰からお尻まで痛みがある場合は

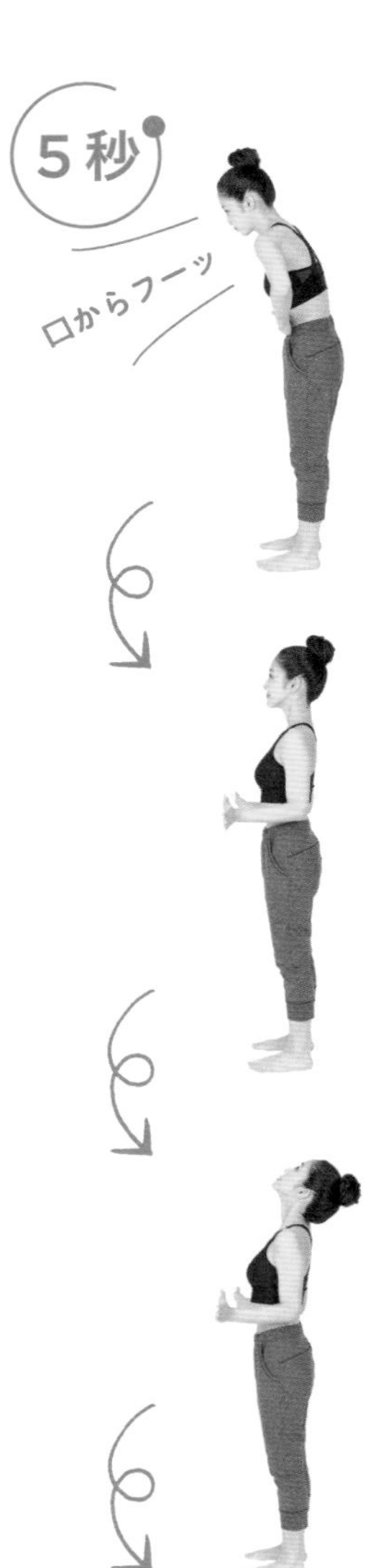

筋肉をほぐす

お腹を押しながら
口から息を吐きます。
(49ページ参照)

手を離す

押していた両手を
お腹から離します。
(50ページ上参照)

顔を上に向ける

両手は開いたまま、
顔を上に向けます。
(50ページ下参照)

神経をずらす

軽くひざを曲げながら
鼻から息を吸います。
(51ページ参照)

⑤ 神経をさらにずらす

お尻まで痛む原因となっていた神経のずれを元に戻します。顔をできるだけ上げたまま、上体を前に倒しながら、５秒かけて鼻からゆっくり息を吸いましょう。

５秒

鼻からスーッ

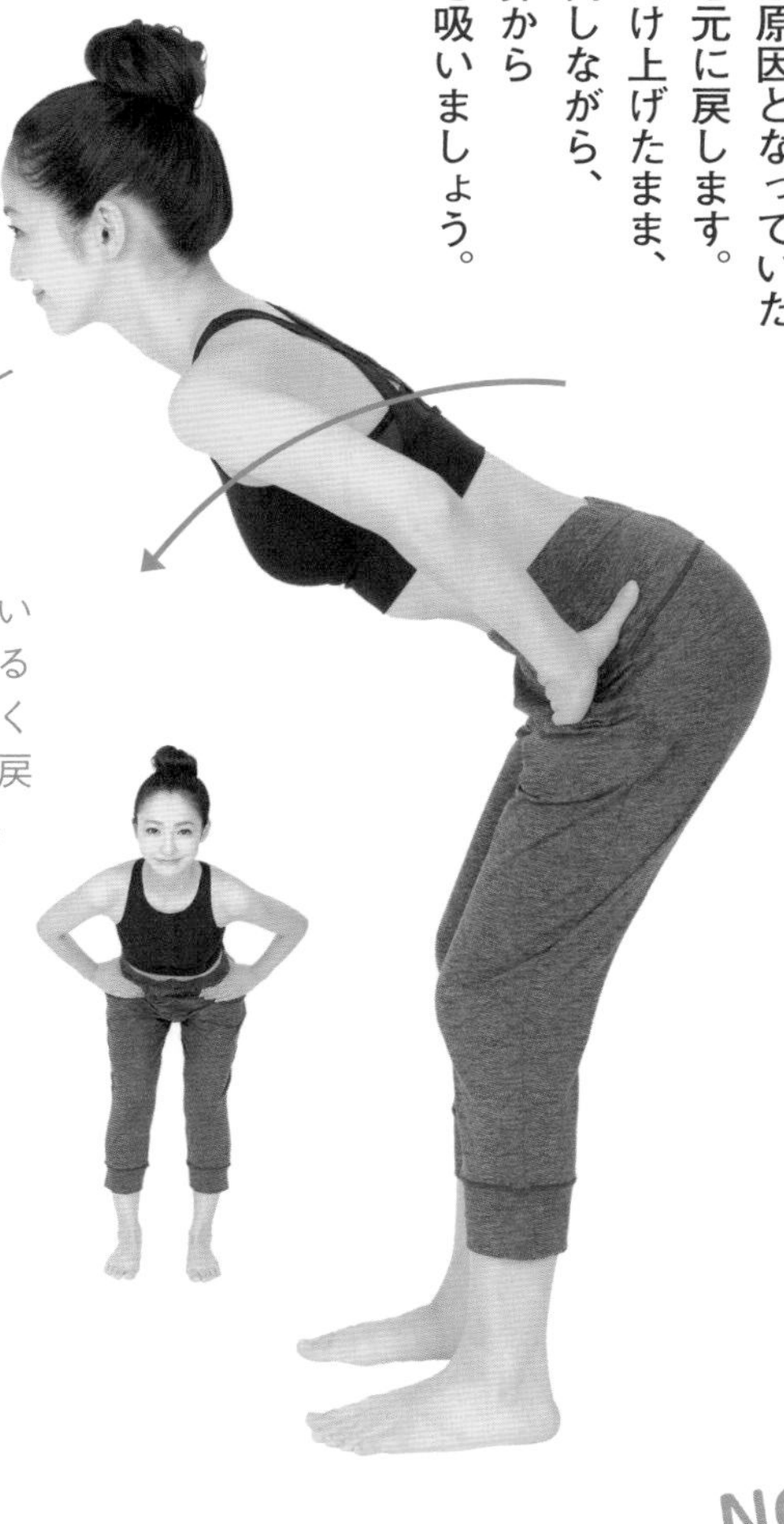

顔が下を向かないように気をつけること。顔が下を向くと、神経のずれを戻しにくくなります。

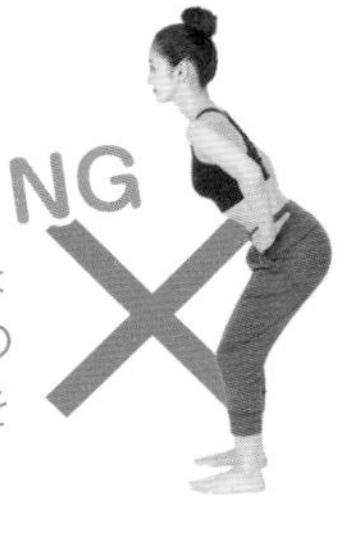

NG

上体はしっかり前に倒しましょう。上体を倒すことで、お尻の痛みの原因となっていた神経を正しい位置に戻せます。

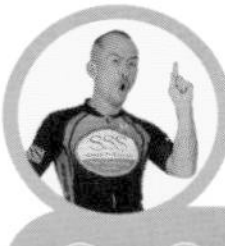

①～⑤を５回繰り返しましょう。

1回1分、1日3回。3週間続けると腰の痛みが気にならなくなる

片側だけ痛みがある人、両側に痛みがある人の基本動作に加えて、座ったまま行いたい人、パートナーが手伝ってくれる人などいくつかのバリエーションを紹介しました。自分に合ったものを選んで実践してみてください。

実践してみると、**誰にでもできる簡単なストレッチ**であることが、すぐにわかります。ゼェゼェ・ハァハァと**息苦しくなることもなければ、動作後に筋肉痛に襲われることもありません**。それなのに、気になっていた腰の痛みがあっさり消えます。

ただし、1分のストレッチで痛みが消えたからといって、もう二度と痛くなることはないと思わないでください。

よく、考えてみてください。

あなたの腰の痛みは何年続いているものですか？

5年、10年、もしかすると20年以上も悩まされ続けているかもしれませんね。

その間、お腹は硬いまま、神経はずれたままだったということです。

その状態が1回のストレッチで元に戻るのは、さすがに無理だと思います。そんな方法があれば、私も教えてほしいくらいです。

神経を少しずつあるべき場所に戻す。そのくらいの気持ちで、お腹ストレッチを始めてください。１分のお腹ストレッチで痛みが消えたということは、あなたの腰の痛みの原因は、お腹にあったということです。

1回1分を1日3回。

そして3週間を目標に続ける。

そうすると神経は正しい位置に戻り、痛みを感じていた動作をしても、腰が痛くなることはなくなります。

あとは、第3章、第4章で紹介する、お腹が硬くならない習慣を身につけるだけ。

それで、長い間悩まされてきた腰の痛みから解放されることになります。

お腹ストレッチを行ううえでの注意点を、最後に1点だけ伝えておきます。

お腹ストレッチは誰にでもできる簡単で安全なストレッチですが、万一ストレッチを行っているときに動作を続けられない痛みや違和感があったときは、即座に中断してください。

そして、かかりつけの医師や整形外科などの専門医に相談してから再開するようにしましょう。腰痛の原因を、医師の診察や画像診断から特定できる場合は、原因に沿った正しい処置を施すほうが痛みを長引かせないことにつながります。

お腹ストレッチは、いつでも再開できるストレッチです。痛みが消えて安心してさぼってしまうこともあるかもしれません。そんなときは、腰の痛みが出てきたら、また始めてください。そして、しっかり3週間続けることができれば、今度こそ腰の痛みとさよならすることができるでしょう。

第3章

腰痛を
再発させない姿勢は
呼吸でつくる

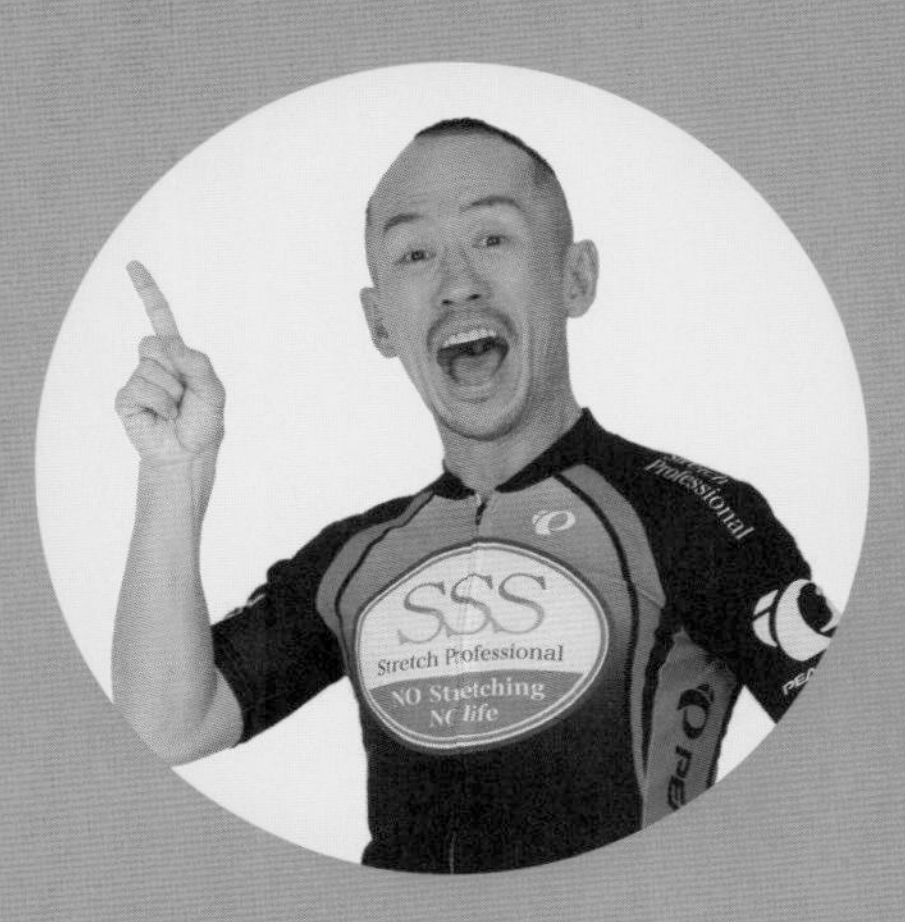

不良姿勢が続くからお腹が硬くなり、やがてしつこい腰の痛みに悩まされる

お腹ストレッチを3週間続けると、悩まされてきた腰の痛みから解放されます。しばらくは、腰が痛かったことなど忘れて、諦めていたスポーツを再開したり、挑戦することをためらっていたアウトドアに出かけたり、長時間同じイスに座ってないといけない観劇や映画鑑賞なども楽しめるようになるでしょう。

腰の痛みから解放されて、やりたかったことができるようになるのは、とてもいいことです。

しかし、忘れていけないのは、**腰の痛みの原因となっていた腹壁攣縮（ふくへきれんしゅく）は、ふだんの生活の積み重ねで起きていた**ということです。

つまり、痛みが消える前の生活と同じことをしていたら、またいつか、同じように腰の痛みに悩まされる可能性があるということです。長年続けてきた体のクセは、意識しなければ簡単には変えられないものです。

それでは、何を改めるといいのでしょうか。

それは、腰痛で整形外科や整体院、整骨院などにお世話になったことがある人や、腰の痛みをやわらげるために何かないかとインターネットや書籍で調べた人ならわかると思いますが、やはり「姿勢」なのです。

腹壁攣縮の多くは、不良姿勢を続けているから起きた現象です。

不良姿勢には、いくつかの特徴があります（71ページも併せて参照）。

①首から曲がって顔が前に出ている
②背中が丸まっている
③お腹が前に出ている
④背中が反っている

①の姿勢が長時間続くと、**ストレートネック**になる可能性があります。

首が前傾することで、本来ゆるやかなカーブを描いている首の骨がまっすぐになってしまうのです。手元のスマホを長時間操作することでも生じるため、「スマホ首」とも呼ばれます。

②は、いわゆる猫背。日本人は骨盤が後ろに倒れやすく、肩が前に出てきて自然と猫背になりやすい傾向にあるといわれます。私が**国内の20〜65歳を対象として行った不良姿勢の認識に関するアンケート調査によると、65・1％の人が自分は猫背だと認識していました**（対象サンプル1537名）。

そして、猫背を自覚している実に94・8％の人が、猫背を矯正したいと希望していました。猫背が見た目にも体にも悪いことはわかっているんですね。

この**猫背の状態が長く続くと、「円背（えんぱい）」になる可能性があります**。

円背になると脊椎が変形してしまい、立っているときも、イスに座っているときも背中や腰が大きく曲がったままになります。腰が曲がった状態で歩いている高齢の方を見ることがあると思いますが、猫背を放置していると、そうなるリスクが高くなるということです。

正しい姿勢と不良姿勢

正しい姿勢

頭、肩、腰、ひざ関節、足が一直線

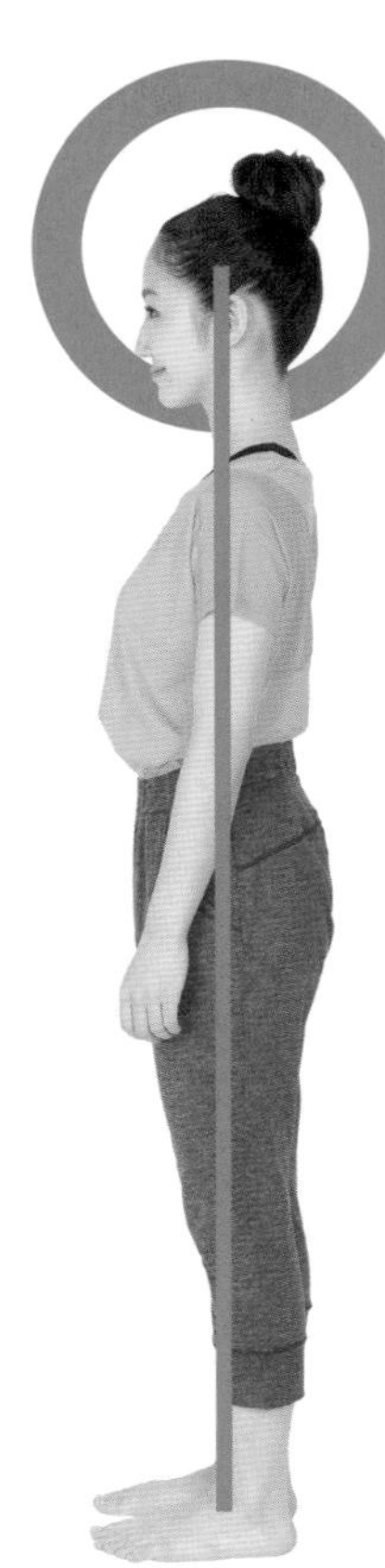

不良姿勢①

首から曲がって
顔が前に出ている

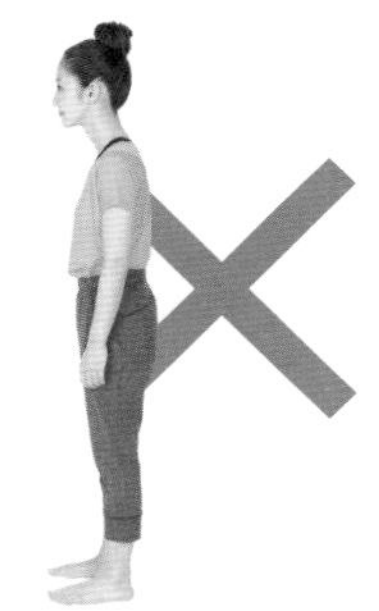

不良姿勢②

背中が
丸まっている（猫背）

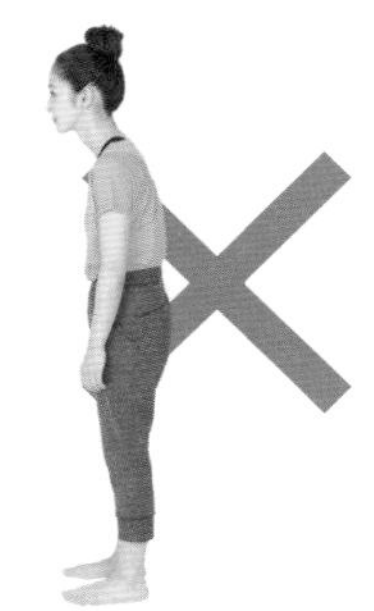

不良姿勢③

お腹が
前に出ている

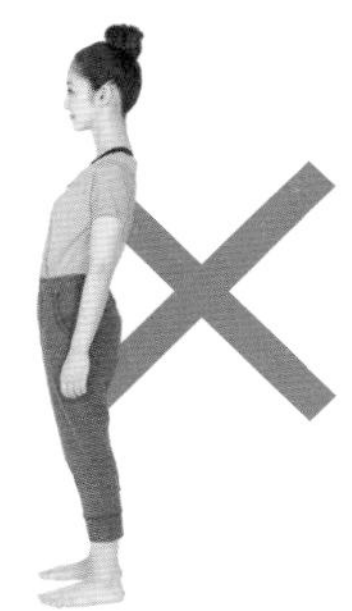

不良姿勢④

背中が
反っている（反り腰）

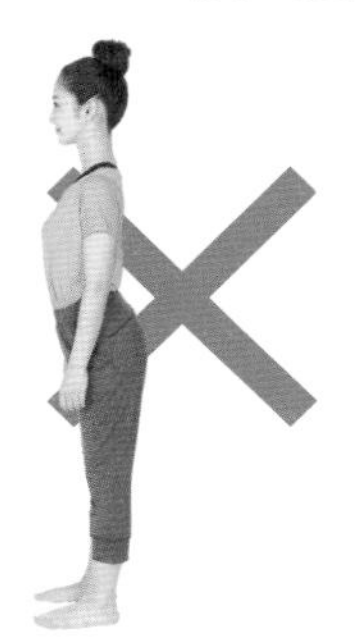

重い頭を支えようと頑張ることでどんどん姿勢が悪くなる

71ページで紹介した①や②の姿勢がクセになることで、お腹が出たり（③）、腰が反ったり（④）する姿勢につながります。

というのは、2本の足で体を支えるためには、バランスをとらなければいけないからです。頭が体の真上にあればいいのですが、首から曲がったり、背中が丸まったりすると、頭が前に出てくる分、どこかでバランスをとらなければなりません。

人間の頭の重さは、体重の約10%といわれています。

体重60キロの人なら約6キロ、50キロの人なら約5キロになります。お米の5キロの袋を手に持ったことがありますか？　両手で持ってもずっしりとくる重さです。あの重さが首から上に乗っかっているのです。

しかも、傾くとさらに負荷がかかります。

30度傾くと3倍、60度傾くと4・5倍になるといわれます。30度は、ちょうどスマホを操作している姿勢くらいになります。つまり、頭の重さが5キロの人は、首から曲がっている人なら15キロ、背中から曲がっている人なら22・5キロもの負荷を首から下でバランスをとって支えているのです。

頭が前になった姿勢でバランスをとろうとすると、背中のほうの筋肉が頑張ることになります。逆に**お腹のほうの筋肉はさぼる**ようになります。筋肉は、使われなくなれば退化します。そのほうがムダなエネルギーを使わなくて済むからです。

お腹の筋肉が衰えて、背中の筋肉とのバランスが崩れると、背中ががんばっている姿勢、つまり腰が反ったり、お腹が前に出たりした状態になるということです。

お腹の筋肉の衰えは、ストレートネックや猫背といった姿勢の影響だけでなく、加齢や運動不足によっても引き起こされます。

また、④の**反り腰は、女性に多い**のも特徴です。

原因のひとつは、一般的に男性より筋力が弱いこと、そしてもうひとつはヒールの高い靴を履くことではないかと考えられています。**ヒールが高い靴を履くと、常につま先立ちで歩いている状態**になります。前のめりになりそうな体を戻そうとして、腰を反るということです。それがクセになってしまっているのです。

もともと四足歩行だったサルから進化して、二足歩行になったのが人間です。ところが、**最近の私たちの生活は、前傾していることが多くなりました**。スマホを眺めているときはもちろんのこと、仕事でパソコンを操作しているときも、本やマンガを読んでいるときも、ゲームをしているときも、頭が前に出ている姿勢になっています。

近年は、コロナ禍でリモートワークが増えて、その傾向はさらに強くなっているかもしれませんね。それが、腹壁攣縮を引き起こすと、いつまで経っても治らない腰の痛みにつながるのです。

いつでもどこでも誰にでもできる5秒で正しい姿勢をつくる方法

お腹ストレッチで腰の痛みがなくなったら、もう二度と腰痛にはなりたくないですよね。だとしたら、日常動作の基本である正しい姿勢を身につけることです。

正しい姿勢とは、71ページで紹介したように、直立したときに頭、肩、腰、ひざ関節、足が一直線になることです。この姿勢をつくる方法は、テレビや雑誌、インターネットなど、いろいろなところで紹介されています。たとえば、後ろに重心をかけて、お腹のあたりに力を入れて、頭のてっぺんから糸でつられているのをイメージして……、などがありますが、もっと簡単な方法を教えましょう。

直立して、鼻から息を5秒間吸ったところで、息を止めてください。

その状態が正しい姿勢です。

正しい姿勢は5秒でつくれるのです。

5秒でできる正しい姿勢のつくり方

1 直立する

足を少し開き、真っすぐに立ちます。
肩の力を抜いてリラックスしましょう。

2 鼻から息を吸う

鼻から息を５秒間吸いましょう。

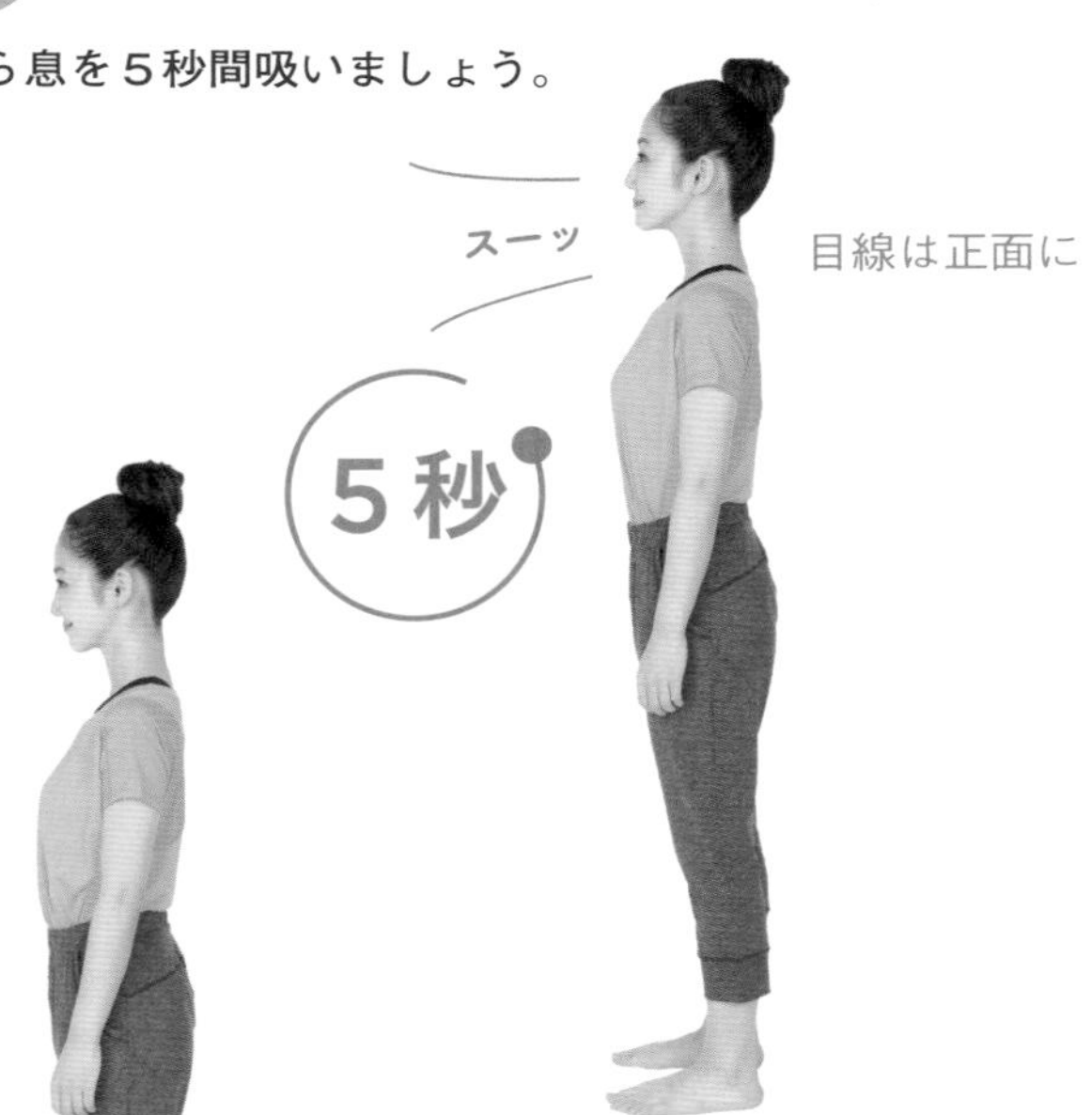

3 息を止める

息を止めてください。
自然に正しい姿勢ができています。

５秒間、鼻から息を吸うだけ。

誰にでもできると思います。たったそれだけで正しい姿勢になります。その感覚を忘れないようにしてください。

息を吸うと、重心が自然と前から後ろに移ります。それだけで前かがみになっていた姿勢が矯正されます。

さらに、**息を吸うことの最大のポイントは、体をふくらませること**です。風船をふくらませた経験はほとんどの人にあると思いますが、風船に息を吹き込んだときにどんなふうにふくらんでいったか覚えていますか？　全体的にふくらんでいったと思います。ある一部だけふくらむような、いびつなふくらみ方はしなかったはずです。

人間の体も同じです。**口腔、胸腔、腹腔と表現されるように、体の中は空洞になっています。そこに息を吹き込めば、均等にふくらんでバランスをとります**。正しい姿勢のつくり方で「頭のてっぺんから糸でつられているイメージで」といわれますが、実は、息を大きく吸って体をふくらませると自動的にできることなのです。

腹式呼吸を身につけると、いつでもどこでも姿勢がよくなる

姿勢が悪くなっていると思ったら、5秒間鼻から息を吸う。そうすると、いつでも正しい姿勢を取り戻せるし、その感覚を身につけることができます。ただし、この方法は姿勢が悪くなっているときの応急処置。腰の痛みが再発しないようにするには、ふだんから正しい姿勢を保てるようにすることが重要です。

そのために身につけたいのが、腹式呼吸です。

呼吸には、**肋骨と肋骨の間にある筋肉（肋間筋）を動かして胸郭を広げたり、閉じたりして行う「胸式呼吸」と、横隔膜を上下させて行う「腹式呼吸」**があります。

姿勢改善のために意識的に行いたいのが腹式呼吸です。というのは、腹式呼吸のほうが胸式呼吸より多くの空気を取り込むことができるからです。

通常、寝ているときは、誰でも無意識に腹式呼吸になっています。ところが起きているときに意識してやるとなると、なかなかできません。どうしてできないのかというと、お腹をふくらませたり、凹ませたりすることを意識し過ぎるからです。

実は、腹式呼吸を身につけるのも簡単です。**ポイントは、息を吐いてから、吸うこと**。息を吐けば、反動で息を吸うことになります。このとき、**お腹を凹ませながら息を吐けば、息が入ってくると自然にお腹がふくらみます**。

吐けば、勝手に吸う。

これがよくわかるのが、水泳の息継ぎです。水泳が苦手な人は、息継ぎが苦手だといいます。原因は、水中で息を吐いてないから。息を吐き切れば、水面上に顔を出したとき勝手に息が入ってきます。水中で息を吐かずに、顔を上げたときに吐いて吸おうとするから、うまく息継ぎができないのです。

簡単にできる腹式呼吸

1 息を吐く

お腹に手をあて、お腹を凹ませながら、5秒かけて口から息を吐きましょう。

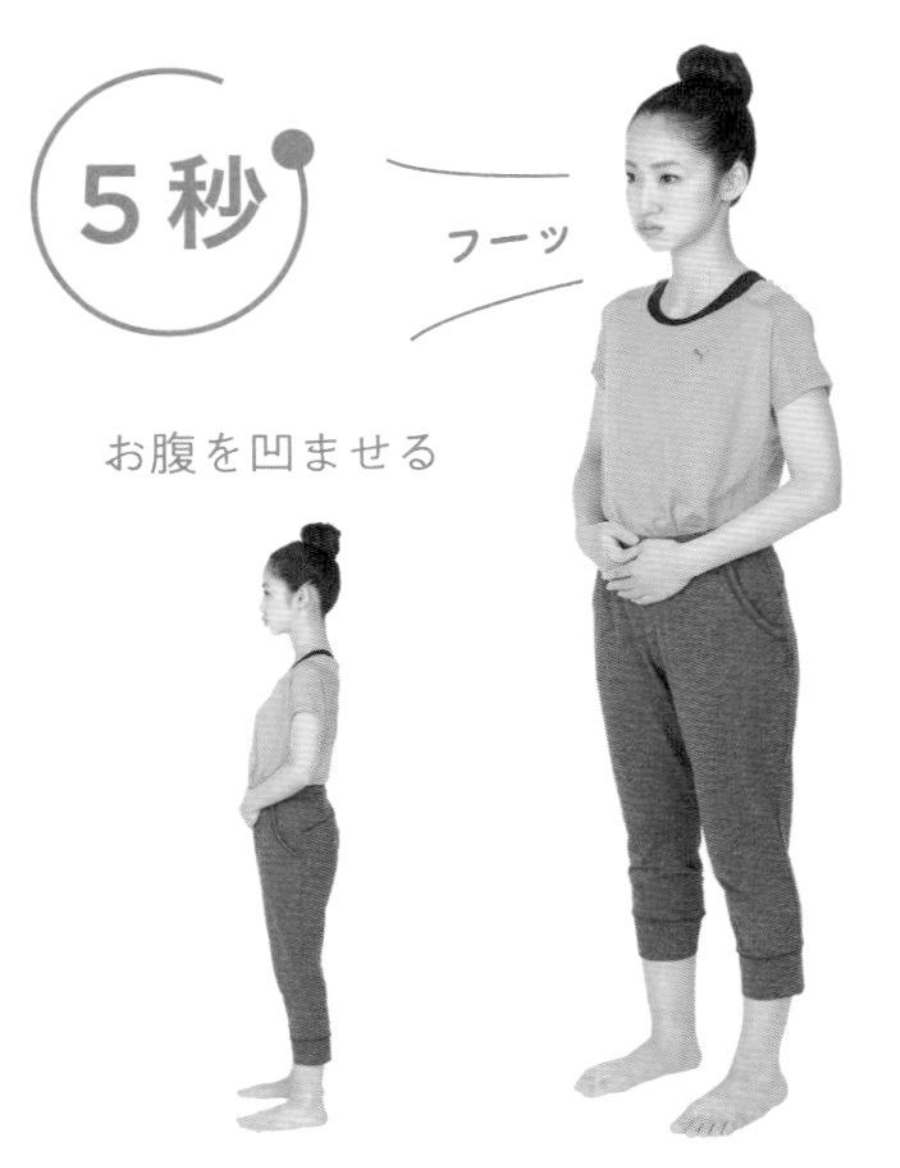

2 息を吸う

お腹に手をあてたまま、5秒かけて鼻から息を吸いましょう。お腹がふくらんでくるのがわかります。

スーッ

5秒

お腹がふくらむ

姿勢をよくするための腹式呼吸には、もうひとつポイントがあります。

それは、吐く時間と吸う時間を均等にすることです。

５秒かけて口から息を吐く
５秒かけて鼻から息を吸う

これが、姿勢を改善する腹式呼吸です。

私が早稲田大学大学院スポーツ科学研究科において行った研究によると、Ａ…自然呼吸のグループ、Ｂ…吐く時間を長くしたグループ、Ｃ…吐く時間と吸う時間を均等にしたグループで各５分間の深呼吸を１週間継続してもらったところ、姿勢の矯正に効果があったのは、吐く時間と吸う時間が均等なＣグループでした。

Ａグループにはほとんど変化が見られず、Ｂグループは吐く動作によって前傾姿勢になる傾向がみられました。

正しい姿勢を手に入れたいなら、吐く時間と吸う時間が均等な腹式呼吸を習慣化すること。呼吸するだけで、腰の痛みが再発することはなくなります。

腹式呼吸をやればやるだけ体幹が鍛えられていく

腹式呼吸をするだけで、正しい姿勢が身につきます。
ただ、腹式呼吸の効果はそれだけではありません。
実は、**腹式呼吸は体幹を鍛えるトレーニング**にもなるのです。

腰痛改善のために腹筋を鍛えなさい、という迷信のような話があります。腰の痛みから解放されるために、せっせと腹筋運動に取り組んでいる人もいます。反り腰の話で触れたように、たしかに腹筋は姿勢を維持するための筋肉のひとつです。

もちろん、衰え過ぎると問題ですが、シックスパックと呼ばれる割れた腹筋をつくったからといって首から曲がったり、背中から曲がったりしている不良姿勢を正しくすることはできません。

そもそも腹筋は、どんなにハードに鍛えても、まったく鍛えていない人と比べて、

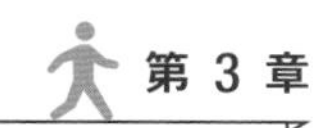

その差はわずか数ミリ程度。腹筋が割れる、割れないは、その腹筋の上にのっている脂肪の問題なのです。

正しい姿勢を支えているのは、前側にある腹筋だけでも、背中側の背筋だけでもなく、息を吸って体をふくらますときに使う筋肉、「呼吸筋」と呼ばれる筋肉群です。

あなたは、呼吸筋と聞いていくつの筋肉を思い浮かべられますか？

おそらく、ほとんど思い浮かばないでしょう。ふだんの生活で呼吸筋なんて言葉を使うことはありませんから、わからなくても問題ありません。

息を吸うときに使われる筋肉は、胸鎖乳突筋、前斜角筋、中斜角筋、後斜角筋、外肋間筋、横隔膜など。息を吐くときに使われる筋肉は、内肋間筋、内腹斜筋、外腹斜筋、腹直筋、腹横筋など（87ページ参照）。

聞きなれない筋肉名が並びましたが、呼吸という動作のために、これだけの筋肉が使われています。つまり、大きく深い呼吸を意識するだけで、これらの筋肉を鍛えることができるのです。

横隔膜を上下させ体を大きくふくらませる腹式呼吸なら、呼吸筋への刺激はさらに大きくなります。それだけトレーニング効果があるということです。**がんばって腹筋運動しなくても、腹式呼吸をするだけで腹筋は十分に鍛えられる**のです。

しかも、体を大きくふくらませることによって、呼吸動作に直接関連しない、背骨を支える重要な役割を担っている多裂筋や内臓を下支えしている骨盤底筋なども鍛えられるのです（87ページ参照）。

ここで紹介した呼吸に使う筋肉や多裂筋、そして骨盤底筋は、体幹を鍛えるトレーニング（コアトレーニング）のターゲットそのもの。

コアトレーニングは、スポーツのパフォーマンスアップだけでなく、健康にも好影響を与えるということで、いろいろなところで取り上げられていますが、実は、腹式呼吸を身につけて、しっかり深く呼吸できるようになればいいのです。

呼吸を使って体をふくらませると、自動的に体幹は鍛えられます。

第4章

腰を守る コアトレーニングで 腰痛知らず！

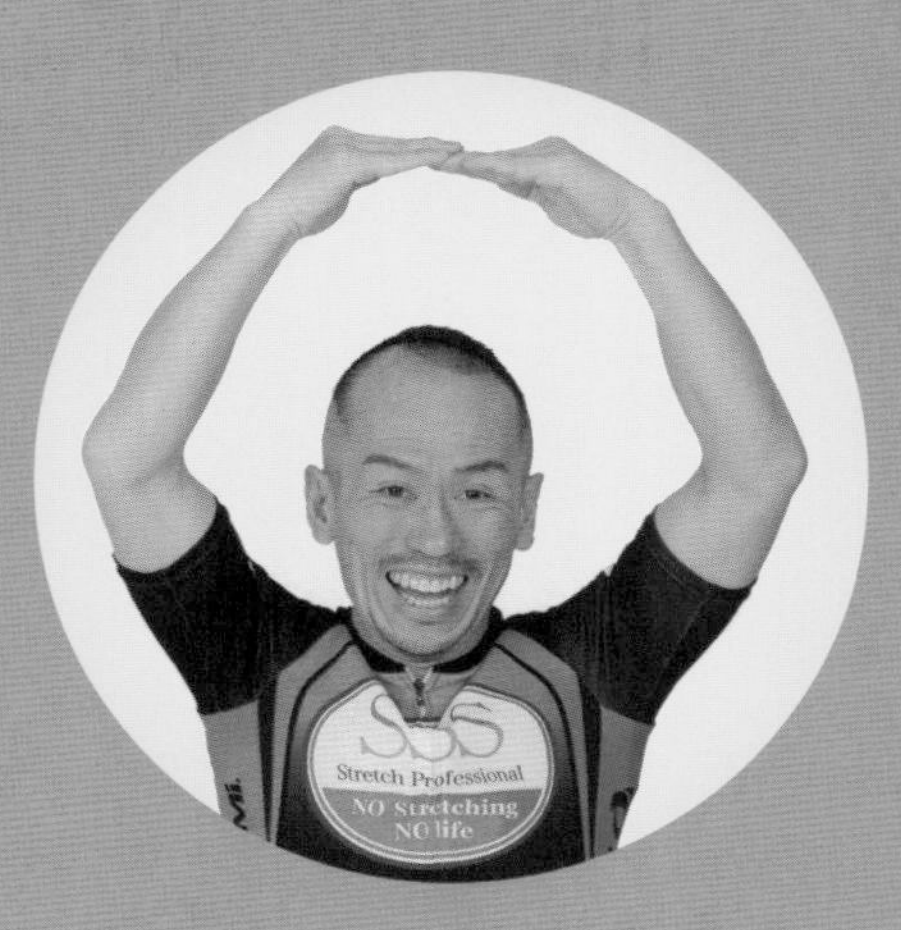

体幹をコツコツ鍛えて腰を守る正しい姿勢をつくる

お腹ストレッチで腰の痛みが消えたら、再発しないように腹式呼吸を身につける。これで、ほぼ腰のことが気にならない生活ができるようになります。

この章では、呼吸で鍛えられる体幹をさらに安定させるためのトレーニングを紹介しましょう。**トレーニングといっても、ふだんの生活のちょっとした空き時間を利用したり、生活動作の中でできたりする簡単なものです**。

体幹が強くなるということは、正しい姿勢を維持する力が強化されるということなので、**さらに腹壁攣縮（ふくへきれんしゅく）が起きにくい体を手に入れられます**。

それだけでなく、体幹が強くなると日常動作がらくになったり、スポーツでのパフォーマンスが上がったり、第5章で紹介する健康効果も得られるようになります。

ひとつでもいいので実践してみてください。

腰を守るコアトレーニングで鍛えられる呼吸筋と体幹筋

ちょっとした習慣で腰を守るいろいろな筋肉が元気になります。

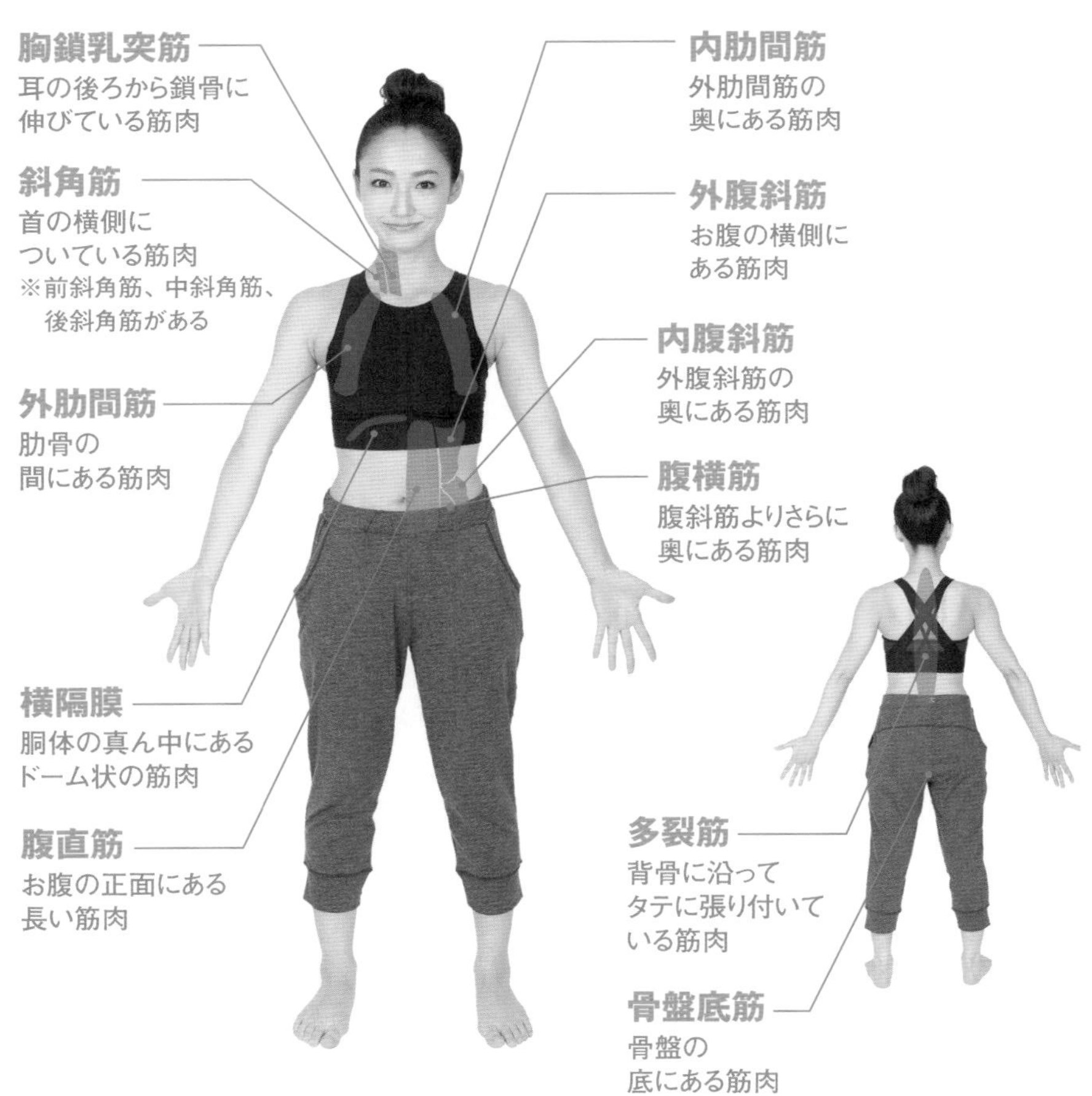
胸鎖乳突筋
耳の後ろから鎖骨に伸びている筋肉
斜角筋
首の横側についている筋肉
※前斜角筋、中斜角筋、後斜角筋がある
外肋間筋
肋骨の間にある筋肉
横隔膜
胴体の真ん中にあるドーム状の筋肉
腹直筋
お腹の正面にある長い筋肉
内肋間筋
外肋間筋の奥にある筋肉
外腹斜筋
お腹の横側にある筋肉
内腹斜筋
外腹斜筋の奥にある筋肉
腹横筋
腹斜筋よりさらに奥にある筋肉
多裂筋
背骨に沿ってタテに張り付いている筋肉
骨盤底筋
骨盤の底にある筋肉

※呼吸筋や体幹の筋肉の多くは、体の表面ではなく奥にある筋肉になります。
※上に紹介した筋肉は、すべて左右対称についています。

腰を守るコアトレ 1

正しい背伸び

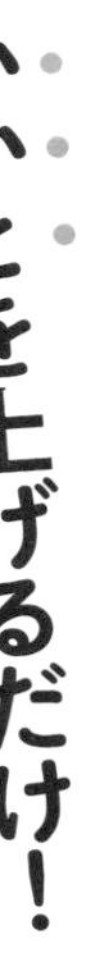
かかとを上げるだけ!

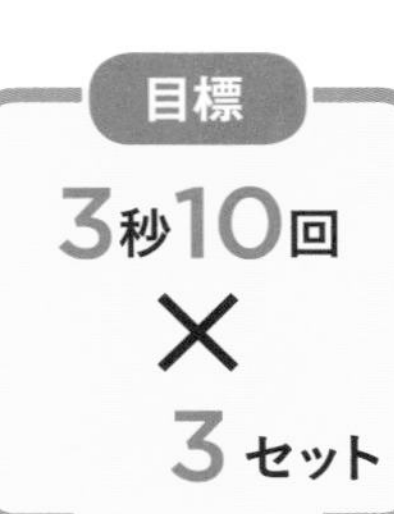
目標
3秒10回
×
3セット

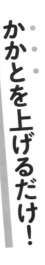

最初のコアトレは、背伸びです。「背伸びして」といわれると、ほとんどの人が腕を上に伸ばして背中を伸ばそうとしますが、コアトレの背伸びは、かかとを上げるだけ。

体幹が弱っている人は、かかとを上げるだけでふらついてしまいます。お腹に力を入れて、できるだけ長い時間キープできるようにしましょう。

1 直立する

足を軽く開いて立ち、
背すじを伸ばし、両手は腰にあてます。

2 かかとを上げる

かかとを上げて３秒キープしたら、
かかとを下ろします。10回繰り返しましょう。

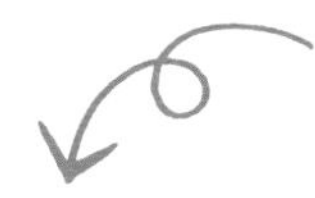

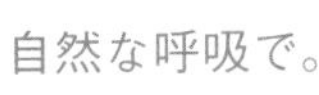

自然な呼吸で。

お腹に
力を入れて。

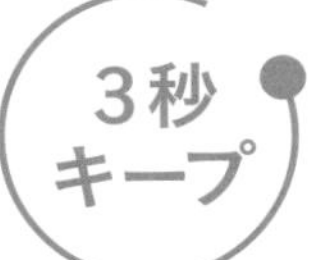

足首を外に
曲げないように。

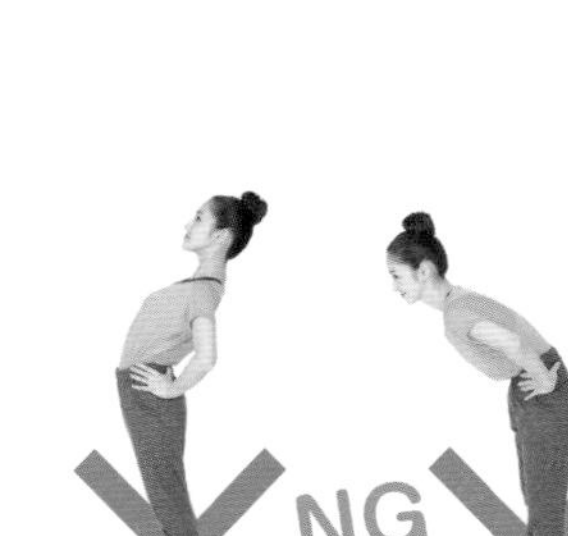
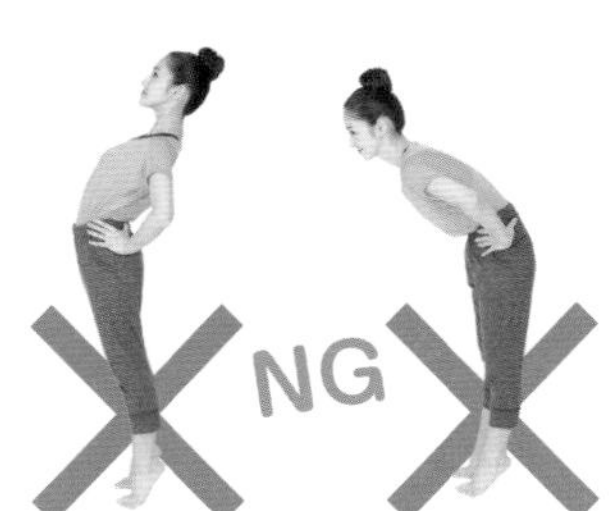

かかとを上げるときに背中を丸めたり、逆に反ったりしないように。体幹が弱ってくると、真っすぐな姿勢を維持できなくなります。

腰を守るコアトレ 2

片足バランス立ち

片方の足を上げるだけ！

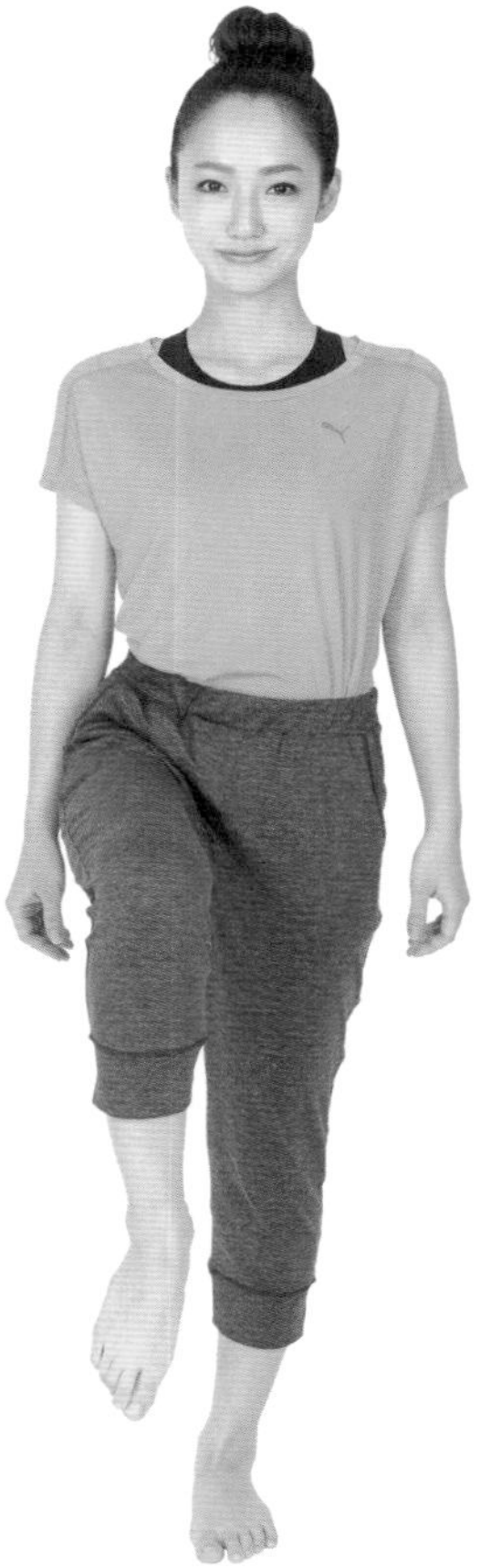

目標
左右10秒
×
3セット

背伸びと同じように**バランスを維持することで体幹を鍛える**のが、片足バランス立ちです。背伸びでふらついた人は、片足立ちもふらつく可能性があります。

片足立ちは、老化の進行度合を見るテストとしても使われる動作で、50代で30秒、60代で20秒が目標数値。軽くクリアできるようにしましょう。

① 直立する

足を軽く開いて立ち、
背すじを伸ばします。

② 片足を上げる

片方の足を上げて10秒キープしたら、
もう片方の足を上げて10秒キープします。
３回繰り返しましょう。

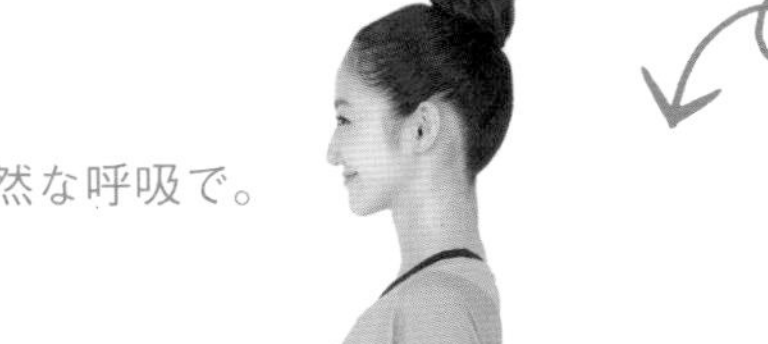

自然な呼吸で。

お腹に
力を入れて。

10秒
キープ

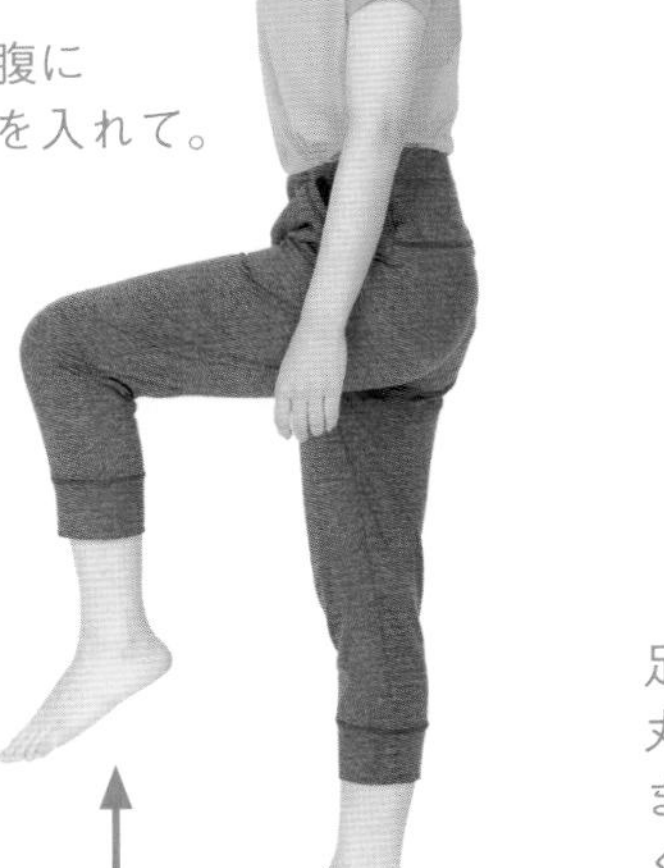

足は太ももが床と平行になるくらいまで上げる。
※最初はできる範囲でかまいません。

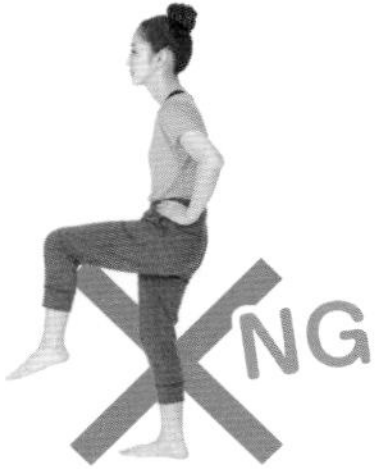

足を上げるときに背中が丸まらないように注意しましょう。体幹が弱ってくると、真っすぐな姿勢を維持できなくなります。

腰を守るコアトレ 3

ヘッドアップ屈伸

息を吸いながらひざを曲げるだけ！

目標
10回×3セット

ヘッドアップ屈伸は、お腹ストレッチの最後の動作と基本的には同じ動作になります。背すじを伸ばした姿勢を維持しながら行うことで体幹を鍛えるだけでなく、**下半身の筋肉を広範囲にほぐすストレッチ効果もあります。**

腰を深く下ろし過ぎると、太ももやお尻への負荷が大きくなるので注意しましょう。

1 直立する

足を軽く開いて立ち、
両手は腰にあてます。
視線を上に向けたら、
ゆっくり口から息を吐きましょう。

フーッ

口から
息を吐く。

2 屈伸する

視線を上に向けたまま、鼻から息を吸いながら、
ゆっくりひざを曲げます。
10回繰り返しましょう。

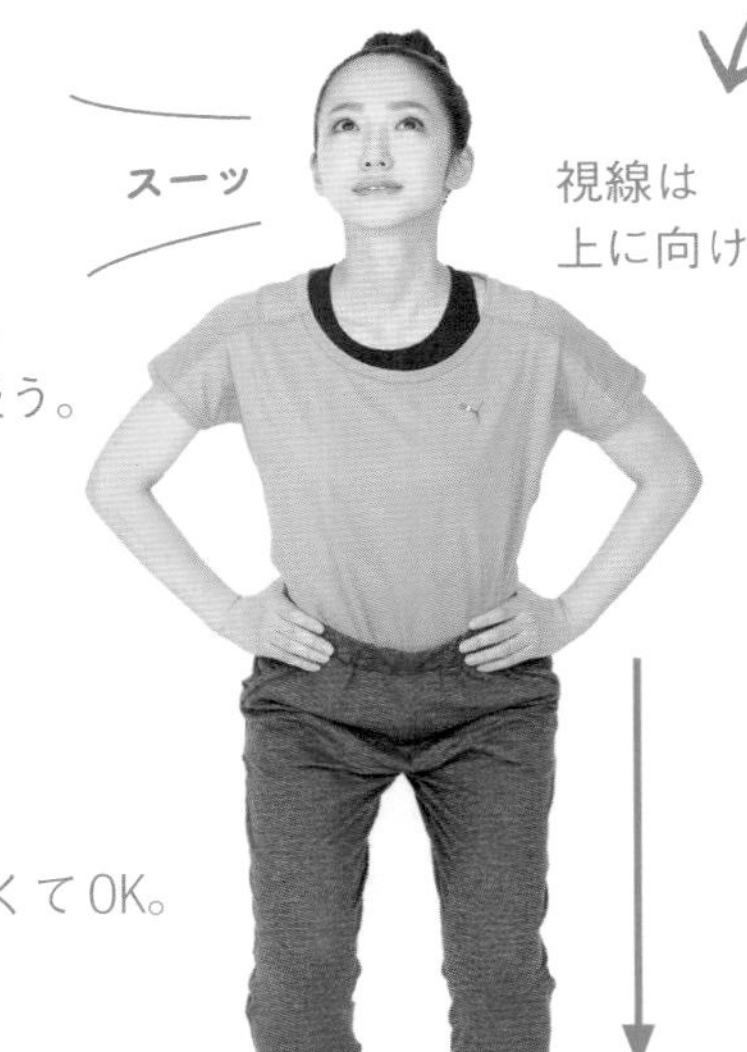

視線は
上に向けたまま。

鼻から
息を吸う。

腰を深く
下ろさなくてOK。

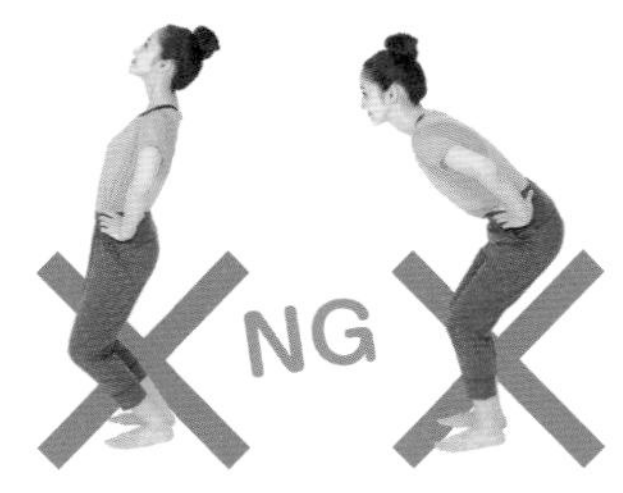

屈伸するときは、上体が前や後ろに倒れないように注意しましょう。真っすぐな姿勢を保つことで体幹を鍛えるとともに神経を正しい位置に戻します。

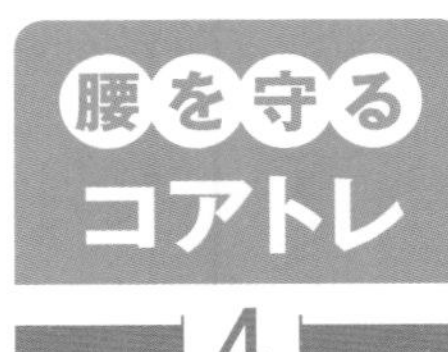

ステップ&ステップ

その場で
足踏みするだけ!

目標
5分
×
3セット

正しい姿勢をつくったつもりでも、時間が経過すると背中が曲がってしまうのは、体幹が弱い証拠。ステップ&ステップは、**一定時間同じ動作を繰り返すことで、体幹の筋持久力を高めます。**

また、足を高く上げて足踏みすることでふくらはぎの筋肉をよく使い、血流をよくする効果も期待できます。

1 直立する

背すじを伸ばし、
足をそろえて立ちます。
両手は腰にあてておきましょう。

2 足踏みする

足を交互に上げて、5分間、
その場で足踏みしましょう。

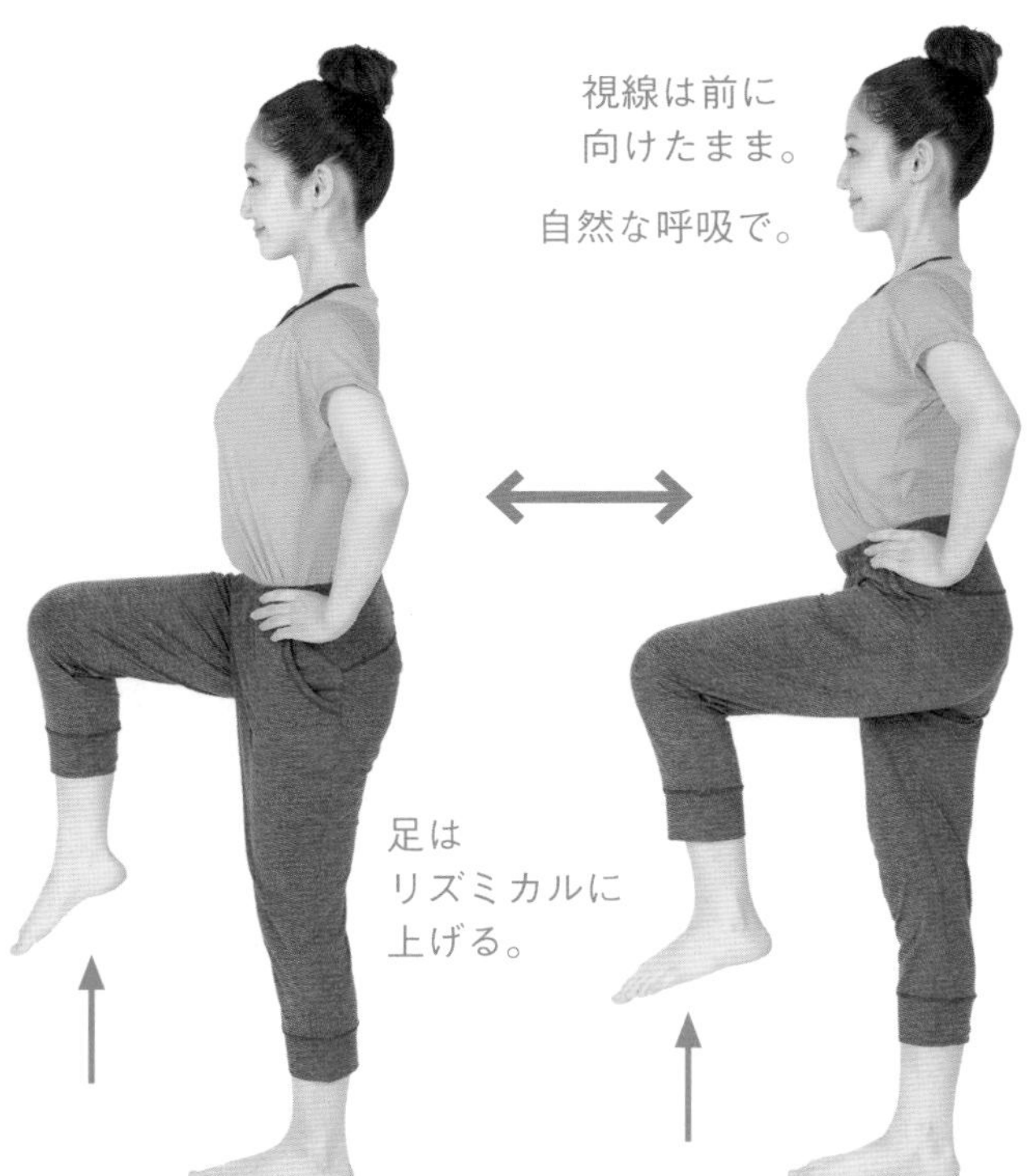
視線は前に
向けたまま。
自然な呼吸で。
足は
リズミカルに
上げる。

足は太ももと床が平行になるくらいまで上げる。

足を上げるときに背中を丸めたり、逆に反ったりしないように。体幹が弱くなると、足を上げるときに真っすぐな姿勢を維持できなくなります。

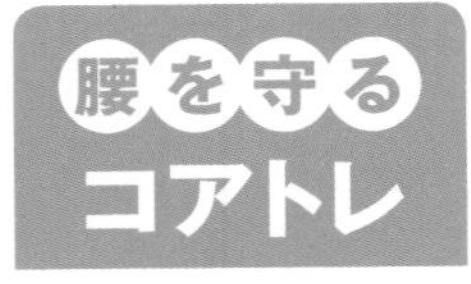

脱力腕振り運動

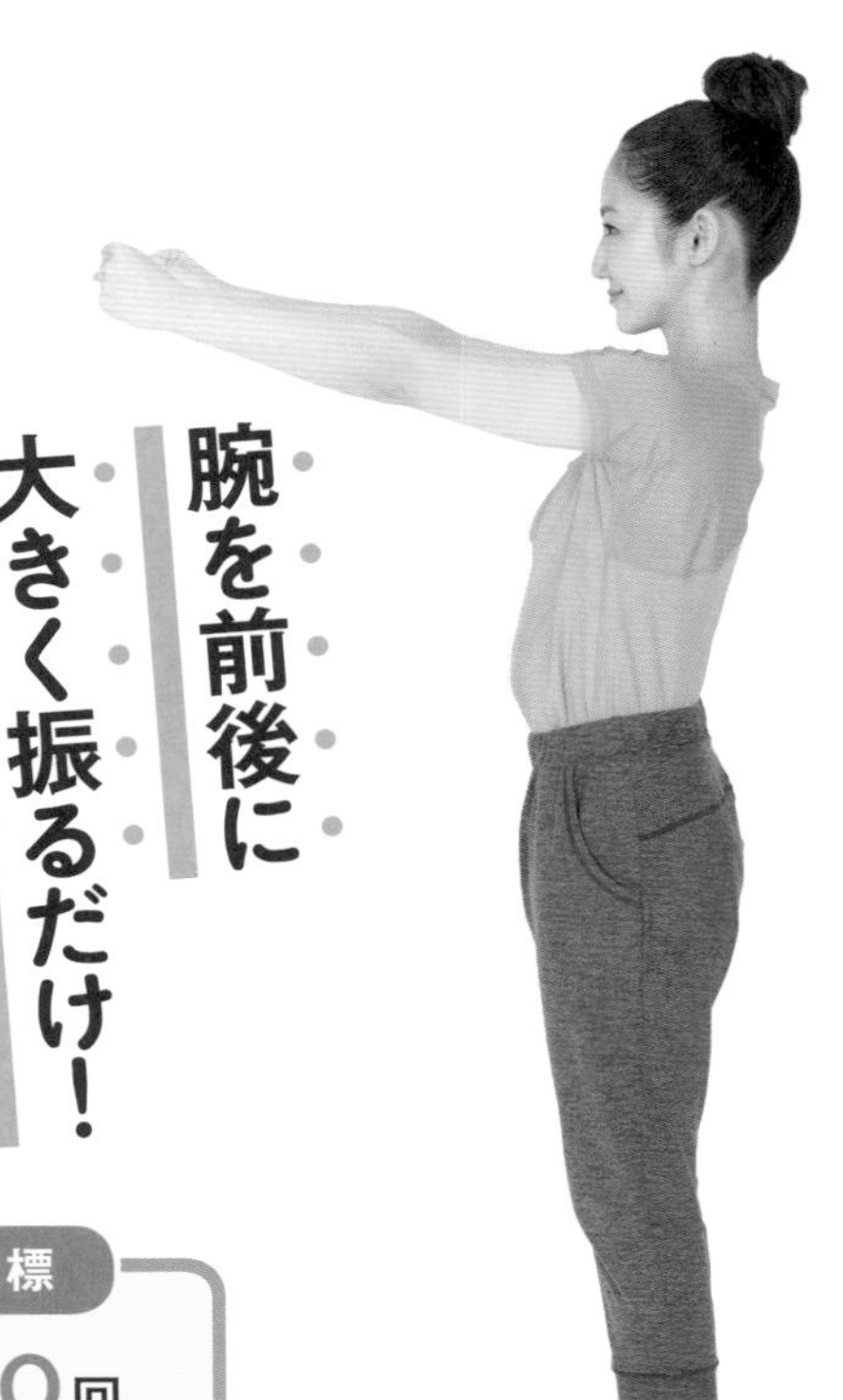

腕を前後に大きく振るだけ！

目標
10回×3セット

両手を大きく前後に振るだけでも体幹を鍛えるトレーニングになります。両腕の力を抜いて、肩を支点に大きく振る。体幹が弱くなっていると、この動作でもバランスを崩してしまいます。

腕振り運動で、**前傾姿勢で硬くなりがちな肩甲骨がほぐれる**と、より深い呼吸ができるようになります。

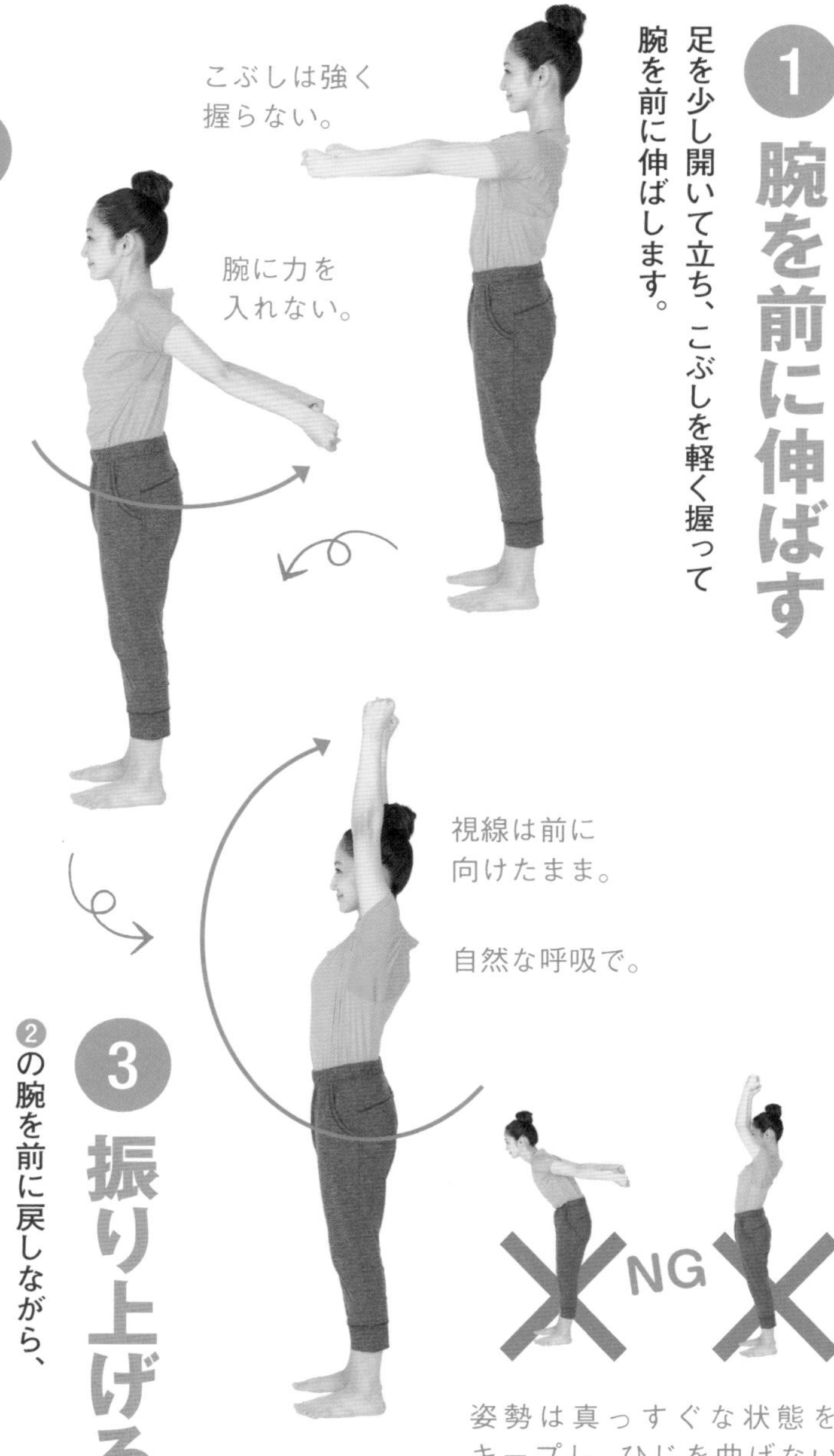
こぶしは強く
握らない。
腕に力を
入れない。
視線は前に
向けたまま。
自然な呼吸で。
NG

1 腕を前に伸ばす

足を少し開いて立ち、こぶしを軽く握って腕を前に伸ばします。

2 後ろに振る

❶の姿勢から腕を後ろに大きく振ります。

3 振り上げる

❷の腕を前に戻しながら、そのまま上まで振り上げます。
❷～❸を10回繰り返しましょう。

姿勢は真っすぐな状態をキープし、ひじを曲げないように腕を振りましょう。

腰を守るコアトレ 6

兼子式ウォーキング

かかとを上げてから歩き始めるだけ!

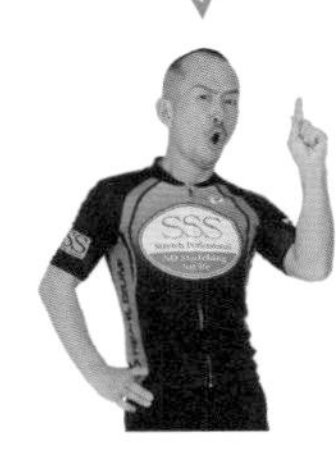

ウォーキングは1歩目が肝心!

日常動作の中でも基本となる歩行動作。歩き方が変わるだけでも姿勢はよくなり、正しい姿勢で歩けば、自動的に体幹を鍛えることになります。

姿勢のいい歩き方のポイントは、前足ではなく、後ろ足主導で歩くことです。それを身につける簡単な方法が、つま先立ちしてから歩き始めることです。

1 両かかとを上げる

歩き始める前に両かかとを上げます。

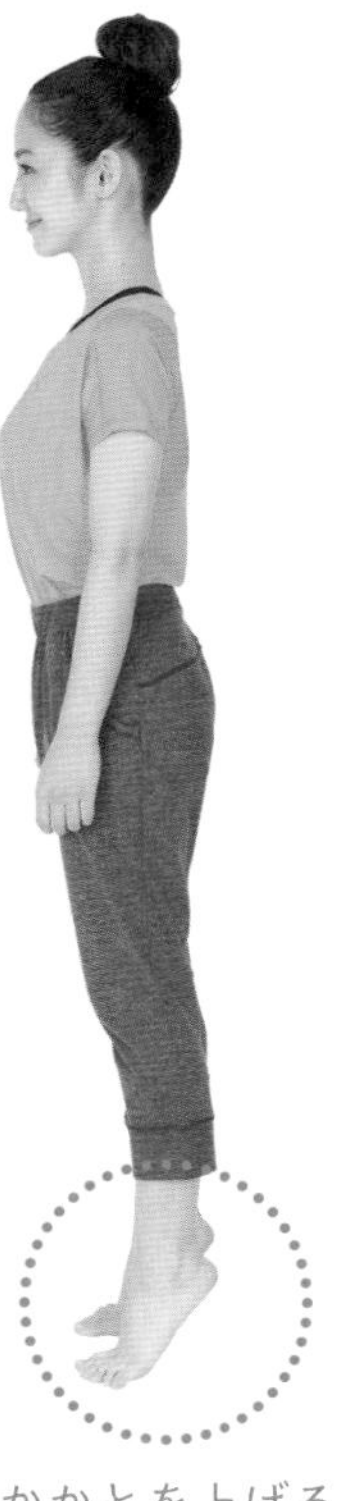

かかとを上げる。

2 踏み出す

❶の姿勢から、1歩目を踏み出します。
そのまま歩き続けましょう。立ち止まったら、
また両かかとを上げてから歩き始めましょう。

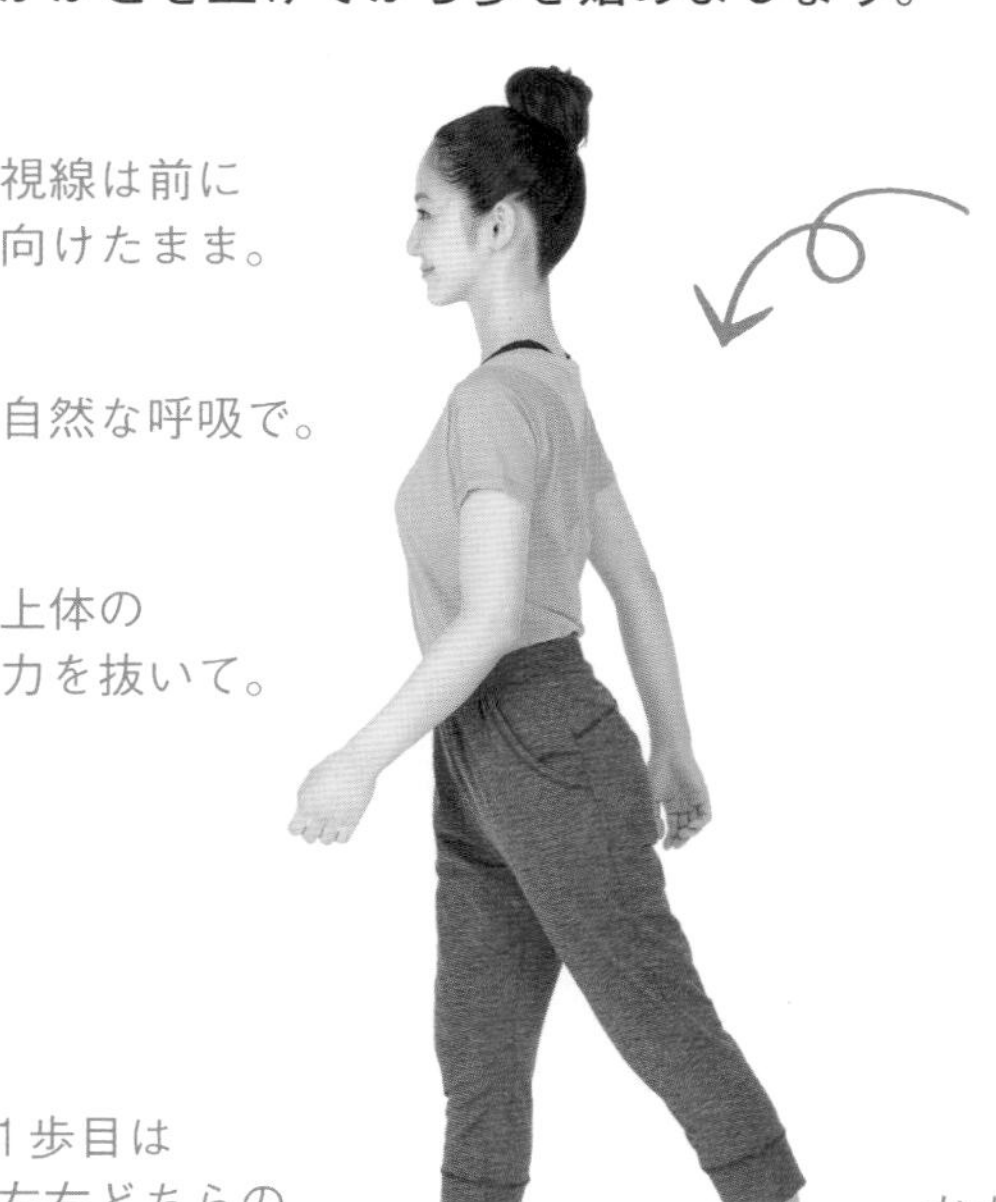

視線は前に
向けたまま。

自然な呼吸で。

上体の
力を抜いて。

1歩目は
左右どちらの
足からでもOK。

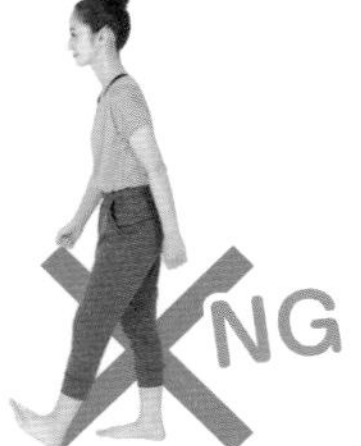

かかとを上げてから歩き始めるのを忘れると、前足から動く悪い姿勢の歩き方になります。

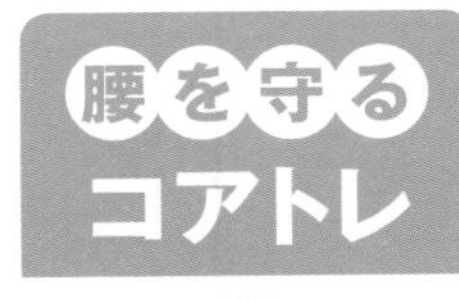

7

兼子式階段上り

前足は階段にのせるだけ！

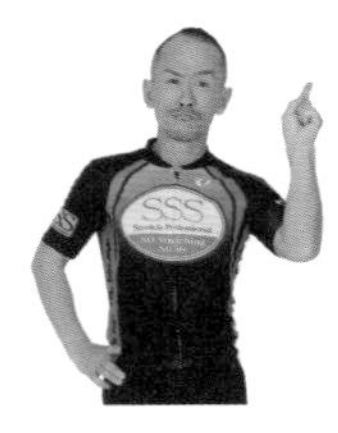

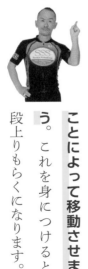

階段上りは後ろ足が肝心！

階段を上るときも、ウォーキングと同じように、後ろ足主導で上ることです。

階段にのせた前足に重心をかけて上りがちですが、そうなると前傾姿勢を強化するようなもの。前足は階段にのせるだけ。**重心は後ろ足をけることによって移動させましょう。**これを身につけると、階段上りもらくになります。

1 前足をのせる

階段に片方の足をのせます。

2 後ろ足でける

後ろに残っているもう片方の足をけって、
階段にのせている足に重心をかけ、
けった足を次の階段にのせます。

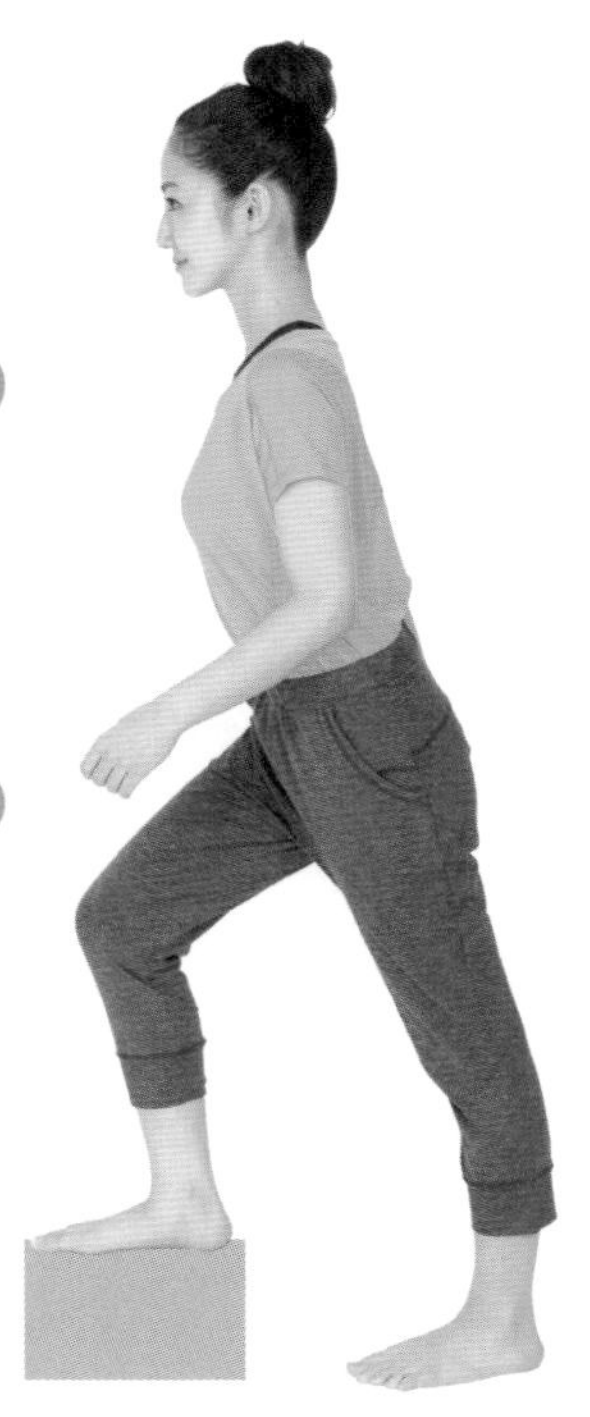

前足はのせるだけ。

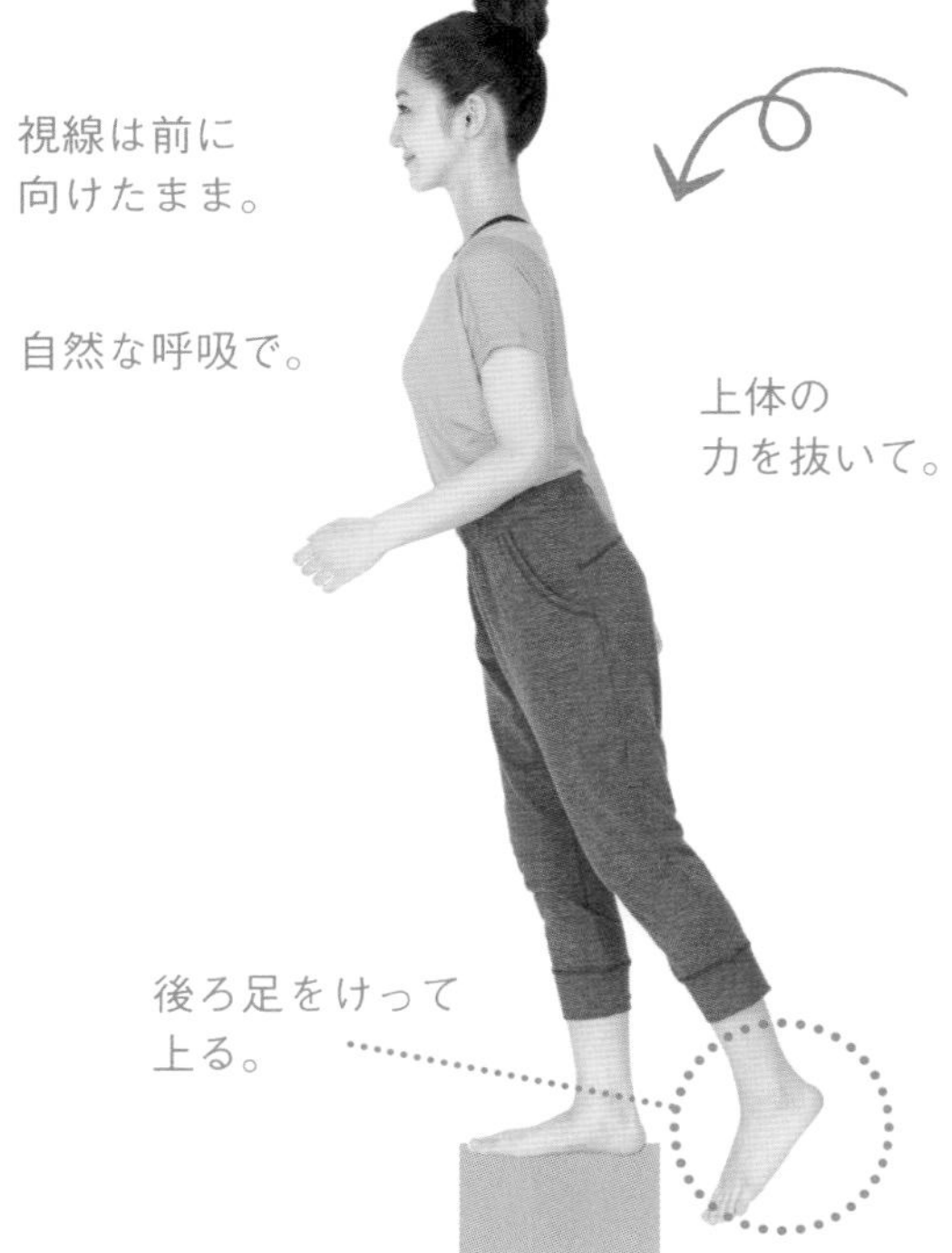

視線は前に
向けたまま。

自然な呼吸で。

上体の
力を抜いて。

後ろ足をけって
上る。

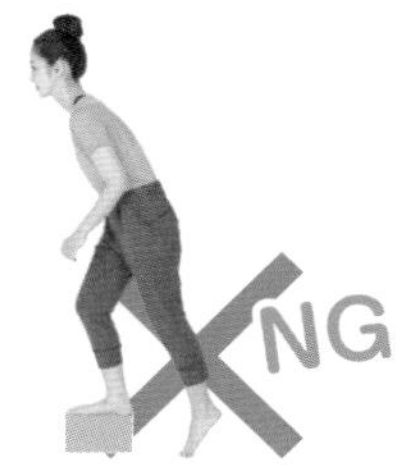

後ろ足から上ることを
忘れると、前足から動く
悪い姿勢の上り方にな
ります。

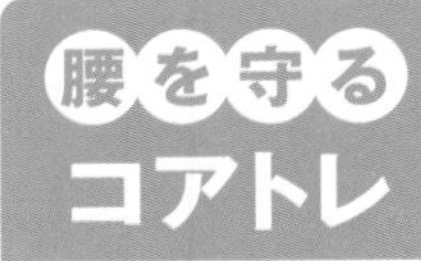

座ったままらくらくコアトレ

座ったまま腹式呼吸するだけ！

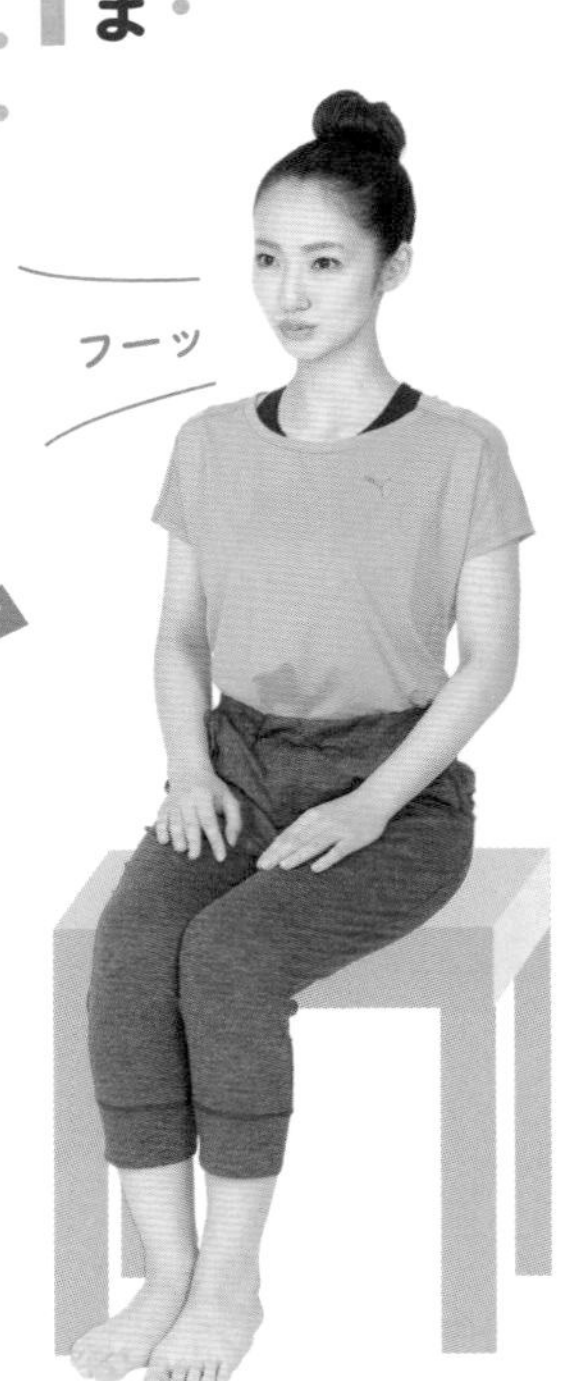

目標
3分×3セット

体幹の上のほうは、肋骨や胸椎、肩甲骨、鎖骨などの骨で守られ頑丈ですが、下のほうは腰椎のみ。それを支えているのが、横隔膜や腹横筋、骨盤内臓器を下から支える骨盤底筋などです。こうした**下のほうの体幹部分を鍛える**のが、座ったままのコアトレ。腹式呼吸を繰り返し行うことで、しっかり強化できます。

体の軸を安定させるには地味なトレーニングが効果的

かかとを上げるだけだったり、片足を上げるだけだったり、座って腹式呼吸したり、つま先立ちして歩き始めたり……。トレーニングといいながら、「鍛える」からは遠いイメージを持たれたかもしれません。

しかし、この地味なトレーニングが、インナーマッスルを鍛えるのです。

インナーマッスルという言葉を、はじめて聞く方もいるかもしれません。

インナーマッスルとは、第3章で紹介した呼吸筋や、呼吸筋と連動する体幹の筋肉群の多くが含まれます。**体の表面から深いところに位置する筋肉で、「姿勢保持筋」とも呼ばれ、骨や関節を支える役割があります**。

逆に体の表面側にある筋肉はアウターマッスルと呼ばれ、胸（大胸筋）や太もも

（大腿四頭筋）、お尻（大殿筋）などの大きな筋肉になります。バーベルやダンベルなどを使ったトレーニングをすると、目に見えて強化されたことがわかるため、鍛えがいのある筋肉ということもできるでしょう。

その点でも、インナーマッスルは地味な筋肉です。

しかし、お腹ストレッチで消えた腰の痛みを二度と再発させないためには、強化しておきたい筋肉です。筋肉は加齢とともに衰えてくるので、何もしなければ自然現象で弱くなってきます。ただし、**何歳になっても鍛えると強くなることがわかっているのも筋肉**。だから、少しずつ鍛えておくのです。

まずは、第3章で紹介した、腹式呼吸。それから本章で紹介したコアトレ。どれも、時間や場所を選ばなければならないものではありません。いつもの生活の中で、ながらでもできるものです。

地味だから、**ふだんの生活の中に取り入れて習慣化する**。

そうすると、鍛えているつもりはなくても、自然に腰を守ってくれる筋肉が強くなります。

第5章

腰の痛みが消えるとうれしい6つの効果

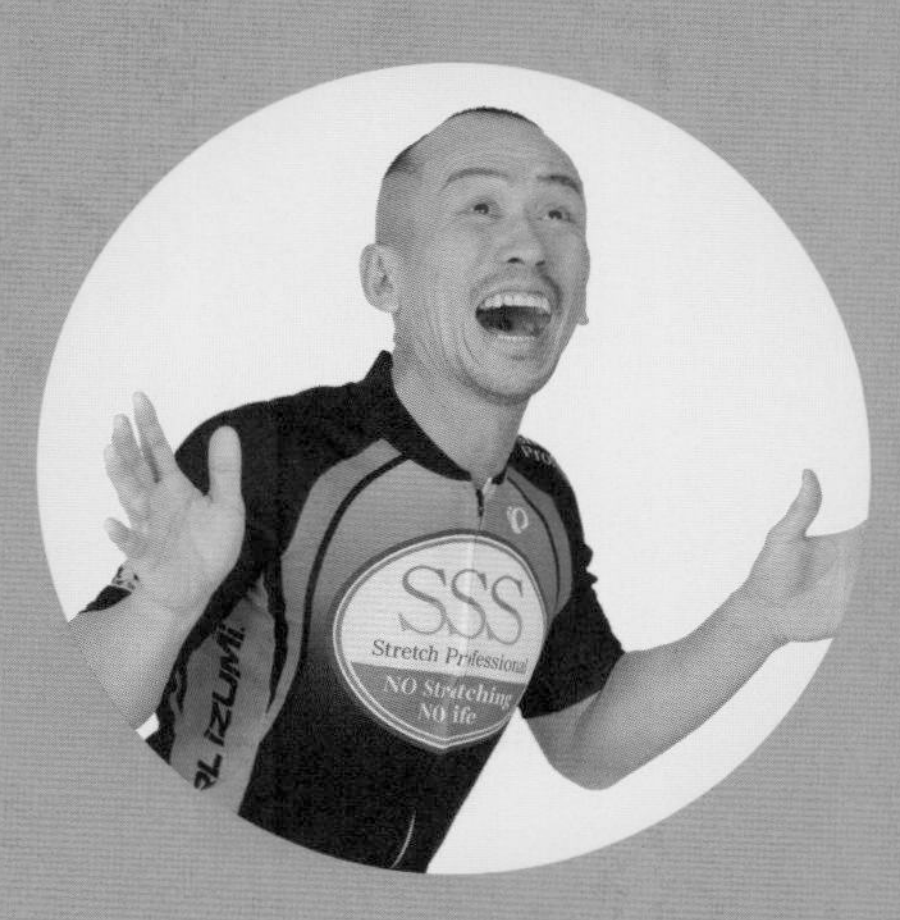

腰の痛みが気にならなくなることが太りにくい体をつくる第一歩

お腹ストレッチで腰の痛みがなくなり、腹式呼吸を身につけて腹壁攣縮（ふくへきれんしゅく）を起こさない正しい姿勢を取り戻せると、体にとってさまざまなメリットがあります。

腰の痛みがなくなると、なんといってもうれしいのが、腰のことを気にせずに体を動かせるようになることです。腰が痛いときは、スポーツをしているときはもちろん、ちょっとした日常動作のときも、加減しているところがあったと思います。

これ以上スピードをあげるとやばいかなとか、手を伸ばせば届きそうだけど諦めようとか、駅まで歩こうと思ったけどやっぱりバスに乗ろうなどと、決して無理をしない自分がいたのではないでしょうか。

それが気にならなくなる。

それだけで気持ちを前向きにしてくれます。

また、腰の痛みが気にならなくなって活動的になることは、太りにくい体をつくる第一歩となります。お腹まわりについた脂肪がなかなかとれなかったり、体重計に乗るたびに暗くなっていたりしたのは、もしかすると腰の痛みが原因だったのかもしれません。

太るか、太らないか。

この原理はすごく簡単で、体に摂りこんだエネルギーより、使ったエネルギーが多ければ痩せるし、少なければ太ります。**脂肪が落ちなかったり、体重が増え続けていたりするのは、摂取するエネルギーが多いか、消費するエネルギーが少ないか**のどちらかです。

ただし、若い頃とそれほど食事量が変わらないのに太ってきたのには、理由もあります。それは基礎代謝の低下です。

基礎代謝とは、呼吸をしたり、心臓を動かしたりするなど、人間が生きていくために最低限必要な活動に使われるエネルギーで、10代をピークに加齢とともに低下します。基礎代謝は、1日の総消費エネルギーの約6～7割を占めるといわれているので、**食事量が変わらなければ、加齢とともに太りやすくなる**のは当たり前なのです。

それでは、太りにくい体をつくるにはどうするか。

手っ取り早いのは、基礎代謝が低下しないようにすることです。

その方法のひとつとして、よくいわれるのが筋力トレーニング。基礎代謝に占める割合の高い筋肉を増やせば、基礎代謝を上げることは可能です。しかし、それ以上に簡単なのが、**さぼっていた筋肉をしっかり働かせること**です。

たとえば、腹壁攣縮で硬くなっていたお腹の筋肉、浅い呼吸のために使いきれていなかった呼吸筋群などが、さぼらず働くようになると、それだけで基礎代謝は上がります。

また、腰の痛みを気にせずに体を動かすようになると、日常動作での消費エネルギーも多くなります。これを機会に運動するようになれば、さらに消費量は増えます。お腹ストレッチと呼吸の改善は、ダイエット効果も期待できるのです。

血流の滞りがなくなるだけで疲れにくい体になる

腹壁攣縮を起こしているということは、お腹のところで血流を滞らせている可能性があります。

筋肉には体を動かす原動力になったり、姿勢を支えたりする役割がありますが、血液循環をサポートする役割もあります。

血液は心臓から送り出されます。しかし、その力だけで血液を体のすみずみまで運ぶことはできません。その運搬を手伝っているのが筋肉なのです。

筋肉は神経と違って伸縮性があると話しましたが、その伸びたり縮んだりする特性をいかして、血管を圧迫したり、ゆるめたりして血液の流れをサポートします。圧迫すると血液を送り出し、ゆるめると血液を迎え入れる。

いわゆるポンプの役割ですね。
ふくらはぎが第二の心臓といわれるのは、下半身に流れてきた血液を上に押し戻す作用があるからです。

筋肉が硬くなると血流が悪くなる。
逆にほぐれてよく動くと血流がよくなる。

なかなか疲れが抜けないのは、お腹の筋肉が硬くなって血流が悪くなっているのが原因かもしれません。

私たちが疲れを感じるのは、血液中に疲労物質がたまるからです。疲労物質は筋肉を使って体を動かすと出てくるものですが、血流がよければ、時間の経過とともに体の外に排出されます。ところが、血流が悪いと排出されずにたまってしまうのです。
しっかり休んだつもりでも疲れがとれないのは、疲労物質をうまく排出できていない可能性があります。お腹ストレッチでお腹のこりがなくなると、あっさり解消するかもしれません。

深い呼吸ができるようになると心がいつでも穏やかになる

腰の痛みがなくなり、呼吸筋を鍛えるトレーニングを続けていると、すぐに気づくのが、自分の呼吸の変化です。

腰が痛かった頃と比べると、深く息を吸えていることがわかります。

深い呼吸ができるようになると、いつでも気持ちを落ち着かせ、ストレスを解消することができるようになります。なぜなら、呼吸によって自律神経をコントロールできるからです。

自律神経とは、呼吸をしたり、食べたものを消化したり、血液を全身に運んでくれたりなど、私たちが意識することなく働き続けている神経です。自律神経ががんばっているから、私たちは生きていられるともいえます。

この自律神経には、体が活動しているときに優位になる交感神経と、リラックスしているときに優位になる副交感神経があります。このバランスが崩れて、交感神経が活発になり過ぎたり、副交感神経が優位な状態になかなか戻せなくなったりすると、体のあちこちに不調があらわれるようになります。

たとえば、体がだるい、よく眠れない、皮膚がかゆくなる、頭が重い、イライラするなど、原因が特定できない体の不調があります。いわゆる、不定愁訴という症状です。これらは、自律神経の乱れから起きるのではないかと考えられています。

そして、その乱れがひどくなると、自律神経失調症や神経性胃炎、過敏性腸症候群などの病気の発症につながります。

腹壁攣縮を引き起こす不良姿勢は、自律神経を乱す原因になります。

それは、お腹の筋肉が硬くなったり、背中が丸まったり、ストレートネックになったりすることで神経を圧迫するからです。圧迫されて交感神経が刺激されると血管が収縮し、さらに血流が悪くなるという悪循環にも陥ります。

自律神経のバランスが崩れている状態を改善できるのが、呼吸です。

腹式呼吸を身につけると、乱れ始めている自律神経をコントロールできるようになります。


興奮状態にある人を落ち着かせるために、「まずは深呼吸をしてください」というシーンをいろいろなところで見たことがあると思います。

これは、交感神経が刺激されて体が活発になってしまっている状態を、呼吸によって副交感神経が優位な状態に持っていくことが目的です。**自律神経は無意識に働いている神経ですが、呼吸を使えばコントロールすることができる**のです。


腰の痛みから解放されるだけでなく、心を穏やかにもできるのが腹式呼吸。

本書を参考に、ぜひ身につけてほしいと思います。

コロナ禍で心が落ち着かないことが多いと思いますが、そういうときこそ、デスクを離れてゆっくり深く呼吸する。それだけで、心が落ち着いてきます。

上手に呼吸ができるようになると脳が格段に活性化する

腰の痛みから解放してくれる呼吸には、脳を活性化する効果もあります。
ふだんから深い呼吸ができるようになると、それだけ多くの酸素を取り入れることができるようになります。

酸素は、脳の活動に欠かせません。
脳は、体の中のあらゆる臓器の中で酸素をもっとも消費します。消費量全体の約25%を占めるといわれています。それだけ脳は酸素の量に敏感で、酸欠にはとても弱い器官なのです。

酸素を貯蔵することができない脳は、酸素の供給がストップすると、たちまち機能が止まり、仮死状態に陥ってしまいます。脳が正常に活動するためには、常に酸素を送り続けなければならないのです。

脳は酸欠に敏感な器官だけに、より多くの酸素が供給されると活性化する特性もあります。

これは、私が呼吸指導を行った熊本のある進学塾での話です。

テーマは、姿勢を整えることで学習効率を上げることでしたが、**90分授業の間に30分刻みでベルを鳴らし、姿勢が崩れている生徒には5回の深呼吸**を実践してもらいました。

結果は、**教室全体の平均点が20・5点上昇し、教室全体の平均偏差値が4・1も上昇**したのです。私は脳の専門家ではありませんが、脳の血中酸素量がアップし、集中力が高まり、脳が活性化したと考えられます。

この成果は子どもを対象としたものでしたが、脳と酸素の関係を考えると、大人にも同じことがいえると思います。腹式呼吸を身につけて、ふだんから深い呼吸ができるようになると、脳をいつまでも元気にしておくことが可能なのではないでしょうか。

認知症予防も期待できます。

正しい姿勢を取り戻せると肩の痛みやこりも消える

腰の痛みから解放されるということは、正しい姿勢を取り戻せるということです。**不良姿勢が改善されると、あなたが悩まされている肩の痛みやこりからも解放される**可能性があります。

背中が丸くなると、肩のポジションが前になります。

そうなると肩の関節は、正しいポジションで動いていないということになります。その状態で肩を上げたり、下げたり、回したりしていると、いつかは肩に異常をきたします。それが、四十肩や五十肩の原因のひとつといわれています。

正しい姿勢を取り戻し、**肩が正しいポジションで動くようになると、四十肩、五十肩のリスクは低くなる**ということです。

肩のこりや首のこりも不良姿勢が原因です。

肩や首がこるのは、体重の約10％にもなる重い頭を支える首と背中の筋肉が、過剰に働かされるからです。筋肉は必要以上に使われると、硬くなってしまいます。

それが、肩や首がこっているという状態です。

不良姿勢が続くと、症状はさらに悪化します。

筋肉が硬くなると血流が悪くなり、本来なら血流にのって排出されるはずの疲労物質がたまるようになるからです。そうなると肩や首が鉄板のようにガチガチになり、痛みをともなうこともあります。

また、筋肉が硬くなっている場所によっては、筋肉の近くを通っている血管や神経を圧迫して、首こり、肩こりだけでなく、腕のしびれにつながることもあります。

そんな悩みも、腰の痛みから解放されるストレッチとトレーニングを繰り返し、正しい姿勢を取り戻すことができれば解消されます。

正しい姿勢になると
ケガに強い体が手に入る

腰が痛くならない正しい姿勢は、ケガに強い体にもなります。

高齢の方にとって、ケガに強い体は元気に長生きするための重要なポイントです。

なぜなら、高齢の方の場合、ケガをすると、そのまま寝たきり生活が始まる可能性があるからです。

長寿国として知られる日本ですが、**平均寿命と健康寿命との間には、男性で約9年、女性で12年も開きがあります**。健康寿命とは介護を受けたり、寝たきりになったりもせずに日常生活を送れる期間のことです。

たしかに日本は、男女ともに80歳を超える長寿国ですが、せっかく長生きするなら、最後まで自力で活動できる状態でありたいものです。自分の好きなときに移動できるほうが楽しいですからね。

寝たきりになるケガとして多いのが、転倒骨折です。

若い人は転倒したくらいで骨折？なんて思うかもしれませんが、骨が弱くなってくると転んだだけで簡単に折れてしまいます。しかも、太ももの付け根や背骨などを骨折してしまうと、すぐに寝たきり生活が始まってしまうのです。

それを回避するには、腰が痛くならない正しい姿勢を手に入れることです。

正しい姿勢で歩いたり、動いたりできるようになるだけで転倒リスクは激減します。

また、ふだんから深い呼吸になると、自動的に体幹を鍛えることになるため、バランスを維持する能力も高くなります。そもそも転ぶことが少なくなるのです。

背中が丸くなっていると、老いて見えるものです。

逆に、**背中がまっすぐした姿勢で歩いているだけで、若々しく見えます**。

どちらがいいか明白ですよね。そんな姿勢を、お腹ストレッチと呼吸の改善で手に入れることができるのです。

腰が痛くならない姿勢はまわりの人から好印象

ここまで紹介してきたように、お腹ストレッチと呼吸の改善で腰の痛みから解放されると、それ以上のメリットを得られます。腰のことを気にせずに動けるようになるだけでなく、さまざまな健康効果も手に入れられるのです。

そのためにも、何をやっても腰の痛みが消えないなら、お腹ストレッチを試してみてください。そして、二度と腰が痛くならないように、腹式呼吸を身につけて、ふだんから実践してください。

第3章で猫背を自覚している人は65・1％というアンケート調査の結果を紹介しましたが、そのアンケートの中で、90・4％の人が、「**正しい姿勢の人は印象が良い**」と回答していました。腰の痛みから解放されるだけで、あなたは好印象を与える人になれるのです。

おわりに

みなさん、お腹ストレッチを試してみたくなりましたか？
動作は簡単ですし、所要時間もわずか1分ですから、
実践してみる価値は十分にあると思います。
そして、腰の痛みに二度と悩まされないために、
これを機会に腹式呼吸を身につけることもおすすめします。

腰の痛みが気になると、
体を動かすことにネガティブになりがちです。
やりたいことがやれなくなると、気分も落ち込みます。
腰の痛みがなくならないことの最大の弊害は、
それがストレスになってしまっていることです。

そんな生活とは、お腹ストレッチと呼吸の改善で、
すっぱりと縁を切ってしまいましょう。
腰の痛みが消えるだけでなく、
太りにくい体をつくったり、自律神経が安定したり、
冷え性が改善したり、
よく眠れるようになったりなど、
さまざまな健康効果も期待できます。
腰の痛みから解放されたみなさんが、
自分の思い通りの人生を
自分らしく楽しんでいただけることを心から望んでいます。

２０２１年４月　兼子ただし

Special Thanks

AUC Consulting Sdn.Bhd. 岡崎真紀子
江本勇太
藤原達成
打浪俊之
まつもと　ゆか
姫路・骨盤本舗グループ
森本純子
笹原寿郎
宮﨑一美
武本健志
山崎幸治
戸澤恭子
尾形伊代
鈴木　敦
熊ヶ谷　信介
市村洋一
丸山寛子
森田聖子
仲村賢人
膝痛専門アリス整体院
扇　裕行
中澤　多詠子

Staff

編集協力　洗川俊一
デザイン（装丁）　佐々木博則
デザイン（本文）　木村友彦
モデル　辛島菜摘
撮影　森モーリー鷹博
ヘアメイク　木村三喜

著者紹介

兼子ただし（かねこ・ただし）

ストレッチトレーナー
姿勢教育・姿勢研究家
早稲田大学大学院 スポーツ科学修士号
㈱SSS 代表取締役
日本ストレッチトレーナー学院　学院長

日本で初めて「ストレッチ専門店」を開業させたカリスマ（ドS）トレーナーとして有名。自身が代表を務めるストレッチ専門スタジオ“スリーエス”を全国に14店舗展開し、来店者数年間7万人超、累計75万人超を誇る事業家でもある。日本フェザー級2位の実績を持つ元プロキックボクサーでもあり、選手時代から独自で学んだスポーツストレッチをベースに、プロ・アマチュアスポーツ選手、プロダンサー、芸能人、モデル、一般の方（スポーツをまったくしない人）まで様々なレベルのクライアントを指導。その他、小学校で姿勢教育、国士舘大学大学院との共同研究も行っている。発売2カ月で20万部を突破した『目からウロコのストレッチ革命！ 5秒で細くなるくびれッチ！』（ワニブックス）他、著書の累計部数は約87万部、またショップチャンネルでカリスマゲストに認定され、同チャンネルにおける累計売上82億円に達するなどマルチに活躍中。

●ストレッチトレーナー 兼子ただしチャンネル
https://www.youtube.com/user/ssskaneko/
●兼子ただしオフィシャルブログ
https://ameblo.jp/ssskaneko/

腰痛は1分お腹を押しなさい！　〈検印省略〉

2021年　4　月　20　日　第　1　刷発行
2024年　2　月　26　日　第　5　刷発行

著　者── 兼子　ただし（かねこ・ただし）
発行者── 田賀井　弘毅

発行所──株式会社あさ出版
〒171-0022 東京都豊島区南池袋 2-9-9 第一池袋ホワイトビル 6F
電　話　03 (3983) 3225（販売）
　　　　03 (3983) 3227（編集）
F A X　03 (3983) 3226
U R L　http://www.asa21.com/
E-mail　info@asa21.com

印刷・製本（株）シナノ

note　http://note.com/asapublishing/
facebook　http://www.facebook.com/asapublishing
twitter　http://twitter.com/asapublishing

ISBN978-4-86667-269-4 C0030